中国疾病预防控制中心妇幼保健中心

快乐孕育健康教育系列教程

孕妇学校高级教程

（教师用书）

主编：赵更力　陈　倩

华语教学出版社

图书在版编目（CIP）数据

孕妇学校高级教程：教师用书 / 赵更力，陈倩主编 . —— 北京：华语教学
出版社 , 2013
（快乐孕育健康教育系列教程）
ISBN 978-7-5138-0148-5

Ⅰ . ①孕… Ⅱ . ①赵… ②陈… Ⅲ . ①妊娠期 – 妇幼保健 – 教学参考资
料②婴幼儿 – 哺育 – 教学参考资料 Ⅳ . ① R715.3 ② TS976.31

中国版本图书馆 CIP 数据核字 (2011) 第 195837 号

孕妇学校高级教程（教师用书）

出 版 人	王君校
主　　编	赵更力　陈　倩
责任编辑	徐　林　陈相君　魏璟璐
排版制作	大恒设计工作室
出　　版	华语教学出版社
社　　址	北京百万庄大街 24 号
邮政编码	100037
电　　话	（010）85900308
传　　真	（010）85900302
网　　址	www.kuaileyunyu.com
电子信箱	kuaileyunyu @vip.sina.com
印　　刷	北京中科印刷有限公司
经　　销	快乐孕育（北京）教育科技有限公司
开　　本	16 开（787×1092）
字　　数	290（千）　12 印张
版　　次	2013 年 5 月第 1 版
	2015 年 1 月第 4 次印刷
标准书号	ISBN 978-7-5138-0148-5
定　　价	116.00 元

"快乐孕育健康教育系列教程"丛书

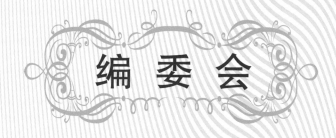

编 委 会

总 主 编:金 曦

副总主编:王惠珊、吴久玲、杨 琦

编委会（排名不分先后）:金 曦、吴久玲、苏穗青、李丽娟、丁 辉、赵更力、陈 倩、杨 琦、王惠珊、宫丽敏、王丹华、吴光驰、蒋竞雄、宋 波、王山米、叶蓉华、王子莲、何燕玲、姜 梅、李淑媛、杨振宇、赖建强、周 敏、郝 波、丁 冰、冯 宁、王付曼、张 悦

健康教育是妇幼保健的重要工作内容之一。目前各级妇幼保健机构普遍设立了健康教育科并组织开展多种形式的健康教育活动。为此，中国疾病预防控制中心妇幼保健中心（以下简称妇幼中心）于2012年初下发了《妇幼保健健康教育基本信息》，以期籍此规范妇幼保健领域健康教育的基本信息，促进妇幼保健健康教育的科学化。

作为该文件的后续行动，妇幼中心拟组织专家开发系列健康教育材料以供基层妇幼保健健康教育工作者使用。由于孕妇学校是妇幼医疗保健机构普遍开展的一种针对特定人群的健康教育形式，该系列教材从孕妇学校教材入手，组织了几十位妇幼保健、妇产科、儿科、营养学等多方面的专家共同编写了这本《孕妇学校高级教程——教师用书》，并采用了目前国际上普遍采用的参与式教学方法，内容涵盖孕前、孕早、孕中、孕晚期、新生儿和婴儿期，不仅包括了孕期应该包括的各项基本内容，而且从授课的组织、案例的讨论以及效果评价方面均有涉及，并配有光盘，方便工作人员直接使用。同时配有两本服务对象用书。形成了一套比较完整的孕妇学校健康教育用书。我们希望以此作为切入点，逐步完善包括妇女常规保健和儿童各期保健的系列教师用书和服务对象用书的编写。不断为妇幼保健工作者和广大妇女儿童提供更为科学、规范的健康教育材料。

主编的话

孕产妇的保健知识和技能与妊娠结局密切相关,虽然孕产妇可通过网络、书籍、杂志、咨询专业人员等多种形式获取孕产期保健知识和信息,但绝大多数的孕产妇仍认为专业医护人员的讲解与咨询最为可信。目前我国绝大多数助产医院均开设了孕妇学校,专门为孕妇及其家人讲解孕产期及新生儿保健的相关知识和技能,为提高孕产妇的健康素养起到了积极的促进作用。

目前,由于缺乏专为孕妇学校教师编写的教程,使得部分孕妇学校的授课内容尚不够完善,有些信息不够准确或知识陈旧缺乏科学证据。鉴于此,由中国疾病控制中心妇幼保健中心组织成立了专家编写委员会,专家来自中国疾病预防控制中心妇幼保健中心和营养与食品安全所、北京大学第一医院、北京大学第三医院、北京妇产医院、中山大学附属第一医院、上海市精神卫生中心、中国健康教育与健康促进协会等专业机构,涉及妇产科、妇幼保健、营养、心理卫生、健康教育等多个领域。经过编委会的多次讨论与修订,最终确定了本教程的十讲内容:孕期常见身体不适的缓解方法、产前检查主要内容、孕期生活方式、孕产期心理保健、孕期营养、孕产期运动、自然分娩、母乳喂养、产褥期保健和新生儿保健,此外还包括了本教程的使用指南、教学大纲、课程安排授课技巧。

本《孕妇学校高级教程》主要以课件加备注的形式进行编写,条理清晰、文字简洁、重点突出、图文并茂,课件内容配合附赠的多媒体教学光盘可供教师直接给孕妇讲解使用,备注内容供教师备课时参考。本书不仅可供孕妇学校教师和产科医护人员使用,还配有学员用书供孕妇参考阅读。

虽然本教程力求包含孕产期保健的更多更新信息与内容,但书中难免会有一些疏漏与不当之处,恳请广大医务人员及孕妇读者提出宝贵意见,供今后补充与修订。

北京大学第一医院 赵更力 陈 倩

2013 年 5 月

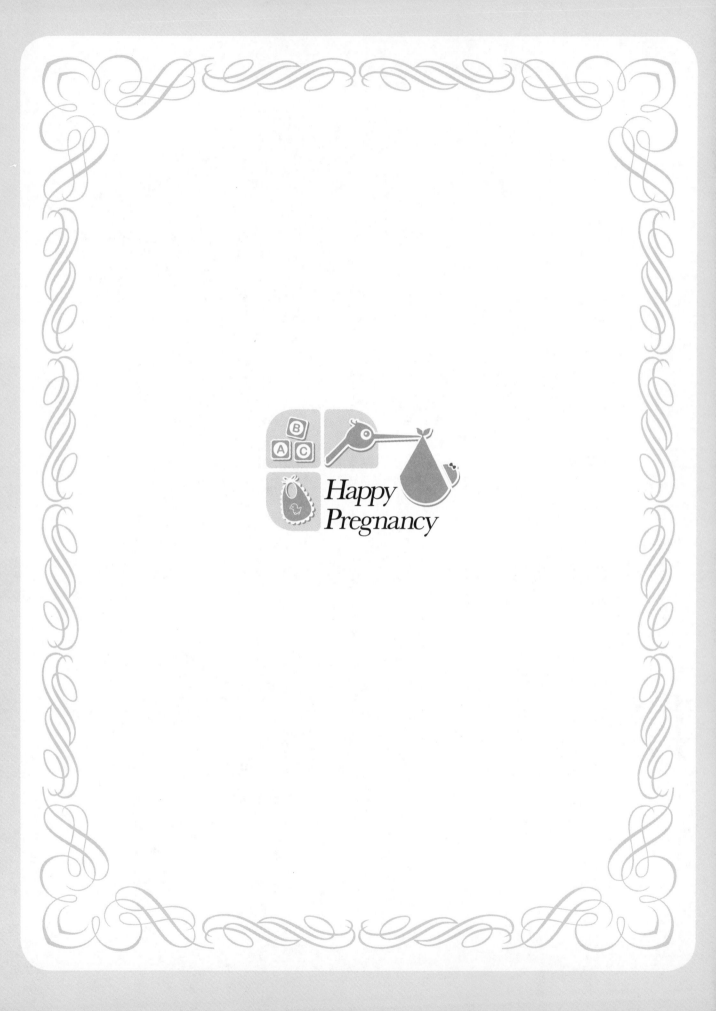

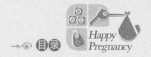

上篇　教程概述

下篇　课件与注释

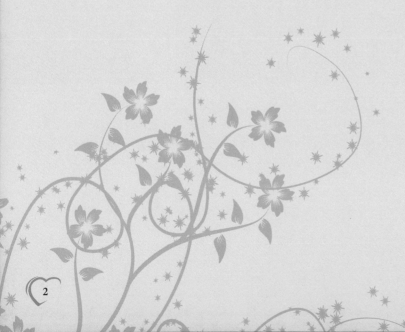

上篇 教程概述

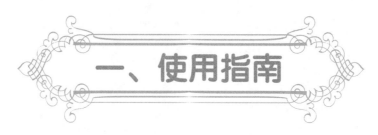

一、使用指南

本书主要供全国各级医疗保健机构孕妇学校师资使用，也可作为孕妇参加孕妇学校后的参考资料。根据孕产期保健的重点内容，本书共安排了10讲课程，包括孕期常见身体不适的缓解方法、产前检查主要内容、孕期生活方式、孕产期心理保健、孕期营养、孕产期运动、自然分娩、母乳喂养、产褥期保健和新生儿保健。

在本书的上篇中，为教师设计了各讲的教学大纲，包括每一讲的概述、目的、学习内容和测验题目与答案。课程安排了10讲内容，每讲授课时间约1~1.5小时，各医疗保健机构可根据各自孕妇学校的设置情况，灵活掌握，循环讲解，并可酌情增减。本书还为教师提示了需要的教具及可采用的教学方法，并对常用的成人参与式培训方法进行了简要介绍。

本书下篇的课件与注释是孕妇学校教程的核心内容，每讲不仅提供了教师可以直接使用的ppt文件，

而且在每页幻灯的旁边，大多提供了相应的备注内容。在为孕妇重点讲解ppt内容的同时，备注中的一些释义、理论、研究结果及参考数据等，可供教师深入理解所需讲授的内容。在每一讲的最后，还有小测验和思考题，帮助孕妇掌握各讲的重点内容。同时，本书还配套提供了教学使用的光盘，方便教师按照统一教程授课。

在本书的最后，除了参考文献，还提供了一些附录表格，供教师参考，也便于帮助孕妇查阅。另外，本书还配套赠送了授课用的光盘，除了文字与插画内容外，还加入了一些视频动画的内容，有助于丰富教学形式，促进培训效果。总之，本教程旨在规范孕妇学校教师的授课内容，随着知识技能的不断更新，本教程也将随之做出更新与修订。希望孕妇通过孕妇学校的学习，配合参考快乐孕育系列的孕妇用书，能够获得更好的妊娠结局。

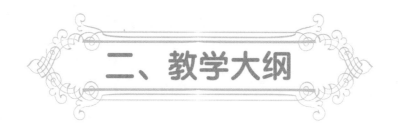

二、教学大纲

第一讲 孕期常见身体不适的缓解方法

♥ 概 述 ∽

这一讲重点向孕妇讲解妊娠期间器官功能系统会发生哪些变化和常见的生理性症状和体征，同时

还要介绍如何识别异常表现和缓解身体不适的方法，帮助孕妇理解妊娠分娩是人类繁衍的自然过程。随着妊娠的进展出现的一些生理性反应，绝大多数孕产妇的机体均可以代偿而不出现异常的情况，但约有15% ~ 20%的孕产妇可能会发生妊娠并发症，如妊

娠高血压疾病、妊娠糖尿病、早产等或原有的疾病因妊娠而加重，需要更多的保健。

生会根据孕产妇保健指南和每一位孕妇的具体情况制定相应的检查计划，以便及时发现异常和正确处理。

♥ 目 的 ♄

1. 了解孕期妊娠生理变化特点
2. 熟悉和掌握孕期常见的身体不适和缓解方法
3. 熟悉识别异常病理表现
4. 掌握体重监测和数脉搏的技能

♥ 目 的 ♄

1. 了解产前检查的目的、次数和主要内容
2. 理解高危孕产妇的概念
3. 了解初次产前检查的基本项目和建议项目
4. 了解孕中、晚期的检查项目

♥ 学习内容 ♄

1. 孕期生理变化特点
2. 孕期常见的不适和缓解方法
3. 异常表现的识别

♥ 学习内容 ♄

1. 概述
2. 初次产前检查
3. 孕中期检查
4. 孕晚期检查
5. 高危妊娠
6. 妊娠期需特别注意的情况

♥ 测验题目与答案 ♄

1. 下列哪项不是生理性表现？（单选）

（1）尿频、夜尿多（2）孕早期清晨恶心、呕吐

（3）乳房增大（4）下肢水肿休息后不消除

（5）妊娠纹

答案：（4）

2. 下列哪项不是异常表现？（单选）

（1）呕吐严重，不能进食进水（2）阴道出血

（3）体重增加（4）发烧（5）头痛、头晕

答案：（3）

♥ 测验题目与答案 ♄

1. 下列哪项不是孕早期检查的项目？（单选）

（1）血压 （2）体重 （3）血尿常规化验

（4）产前筛查 （5）梅毒 / 乙肝 /HIV 筛查

答案：（4）

2. 填空：

孕产妇正常血压是 　　　　　 mmHg；

孕产妇正常血红蛋白值是 　　　 克 / 升

答案：血压 <140/90 mmHg；

血红蛋白值 ≥ 110 克 / 升。

第二讲 产前检查主要内容

♥ 概 述 ♄

　　这一讲重点向孕妇讲解产前检查是产前保健的重要内容，可对妊娠结局产生重要影响；介绍不同孕周应做的检查项目以及它们的目的和意义，希望孕产妇能在了解这些信息后遵照医生建议，配合完成检查项目。医

第三讲 孕期生活方式

♥ 概 述 ♄

　　这一讲向孕妇讲解怀孕后在生活方式方面的常见

问题与注意事项，涉及个人卫生习惯、主动与被动吸烟、饮酒、饲养宠物、工作压力、环境污染、性生活、妊娠期用药、旅行与出行安全等内容。帮助孕妇了解不良生活方式对胎儿和自身可能造成的影响，指导孕妇及准爸爸采纳健康的孕期生活方式。

♥ 目 的 ∽

1. 了解孕期与母婴健康相关的生活方式
2. 了解孕期吸烟、饮酒等不良生活方式的主要危害
3. 理解并掌握孕期应采纳的健康生活方式

♥ 学习内容 ∽

1. 与母婴健康相关的生活方式
2. 孕期生活方式指导
3. 丈夫的参与作用

♥ 测验题目与答案 ∽

1. 下列哪项不是孕妇吸烟可能导致的危害？
 （1）胎儿生长受限　　（2）流产、早产
 （3）低出生体重　　（4）多指畸形　　（5）先天性唇腭裂
 答案：（4）

2. 下列关于孕妇饮酒的说法哪一项是不正确的？
 （1）酒精可通过胎盘进入婴儿体内
 （2）目前还没有孕期酒精的安全饮用量标准
 （3）孕早期偶尔少量饮酒有可能导致胎儿酒精综合征
 （4）孕期应避免长期大量饮酒
 （5）孕期饮酒可对胎儿造成终生、不可逆的身体、心理和行为损害
 答案：（3）

3. 下面有关辐射照射的说法哪一项是正确的？
 （1）孕妇接受过一次X线检查，即可导致胎儿先天畸形

 （2）家用电器不宜集中摆放，最好不在孕妇房间中摆放过多电器
 （3）使用电热毯先加热后关闭电源，孕妇睡在上面仍可导致胎儿生长受限
 （4）家用电器均可产生高频、高强度的辐射
 （5）孕妇在需要时可以接受CT、核磁和放射性核素检查
 答案：（2）

第四讲 孕产期心理保健

♥ 概 述 ∽

这一讲重点向孕妇讲解由妊娠分娩而引发的心理变化特点和常见的心理问题，帮助孕妇理解可能的原因和影响因素以及心理保健的重要性，指导孕妇掌握心理问题调整的方法和技能。本课程最好邀请丈夫或家人参与。

♥ 目 的 ∽

1. 了解孕产期心理保健的重要性
2. 了解孕产妇心理变化特点
3. 熟悉孕产期心理问题的原因和影响因素
4. 掌握常见心理问题的调整技能和方法

♥ 学习内容 ∽

1. 孕产妇常见的心理变化
2. 导致心理问题的原因
3. 那些孕产妇易出现心理问题
4. 常见心理问题和应对方法
5. 保持孕期积极乐观心理的方法

💗 测验题目与答案 ❧

1. 我有焦虑的表现吗?

　　答:常见的焦虑表现有:坐立不安,注意力不能集中,入睡困难,不由自主地遇事往坏处想或总想不好的事情,总担心会发生不好的事情,一阵阵地害怕或紧张,会有手抖、出汗、心慌、眩晕、透不过气来等表现。

2. 为什么产后容易发生抑郁?

　　提示:产妇激素水平急剧改变,人格特征,对妊娠的态度,生活事件,缺乏家庭支持,孕产期出现并发症/合并症或婴儿患病等,均易导致发生产后抑郁。

第五讲　孕期营养

💗 概　述 ❧

　　这一讲向孕妇讲解根据孕前体重监测孕期体重增长的方法和意义,介绍孕妇不同时期的营养需求。在中国居民膳食指南的基础上,重点介绍孕早期、孕中晚期和哺乳期膳食指南,了解妊娠期高血压和糖尿病的膳食营养原则,熟悉并掌握均衡营养的膳食宝塔及食物交换份方法。帮助孕妇做到平衡膳食、均衡营养,维持孕期体重合理增长,促进母婴健康结局。

💗 目　的 ❧

1. 了解孕妇不同时期营养需求

2. 掌握计算孕前体质指数(BMI)的方法及孕期体重的适宜增长范围

3. 熟悉并掌握孕期和哺乳期膳食指南

4. 了解膳食宝塔及食物交换份的方法,以及孕期并发症的膳食营养原则

💗 学习内容 ❧

1. 基本知识

2. 孕妇的营养需求

3. 孕期膳食指导

4. 孕期并发症患者的膳食指导

5. 孕期体重管理

6. 制定适合自己的膳食食谱

💗 测验题目与答案 ❧

1. 孕前体重正常的孕妇,孕期应增重 12 千克左右,从孕中期开始每周体重增加值约为多少克?

　(1)300　　　(2)400　　　(3)500　　　(4)600

　(5)700

　　答案:(2)

2. 中国营养学会推荐,孕中期和孕晚期孕妇每日应分别摄入钙多少毫克?

　(1)800,1000　　(2)1000,1000　　(3)1000,1200　　(4)1200,1000　　(5)1200,1200

　　答案:(3)

第六讲　孕产期运动

💗 概　述 ❧

　　这一讲向孕妇介绍孕期和产后运动的益处,孕产妇适宜和不适宜开展的运动项目,孕期和产后如何进行运动及相应的评估方法与注意事项,并明确孕产期运动的绝对与相对禁忌症。帮助孕产妇合理选择适合自己的运动项目,指导孕妇具体开展运动,控制孕期体重合理增长,促进顺利自然分娩,获得母婴健康结局。

♥ 目 的 ♌

1. 了解孕产期运动的益处，孕产期适宜与不适宜开展的运动项目
2. 掌握开展孕产期运动的具体方法
3. 了解孕产期运动的分类与运动量评估方法
4. 理解并掌握孕产期运动的注意事项与禁忌症

♥ 学习内容 ♌

1. 孕期运动的益处
2. 孕期推荐的运动项目简介
3. 孕期运动方式选择与实践
4. 孕期运动的注意事项
5. 产后运动

♥ 测验题目与答案 ♌

1. 下列哪一项不是孕期适宜开展的运动项目？
   （1）游泳 （2）散步 （3）孕妇体操 （4）球类
   （5）提肛运动
   答案：（4）
2. 剖宫产的产妇术后几小时可以开始床上活动？
   （1）2小时 （2）6小时 （3）8小时
   （4）12小时 （5）24小时
   答案：（2）

第七讲 自然分娩

♥ 概 述 ♌

这一讲向孕妇讲解分娩的大致过程，让准爸爸、准妈妈了解分娩的先兆症状，何时该去医院，了解自然分娩的产程分期，待产时的注意事项，分娩过程中有效减轻疼痛加速产程进展的技巧，以及自然分娩和剖宫产对母婴的影响等内容。帮助孕妇及其家人缓解对分娩过程的恐惧、紧张与不安，提倡尽

量选择自然分娩。

♥ 目 的 ♌

1. 了解分娩先兆和决定分娩的四大因素
2. 了解自然分娩的产程分期
3. 理解并熟悉待产时的注意事项
4. 掌握分娩过程中有效缓解阵痛、加速产程进展的技巧

♥ 学习内容 ♌

1. 自然分娩的准备
2. 决定分娩的四大因素
3. 分娩过程
4. 产时关心的问题
5. 自然分娩与剖宫产

♥ 测验题目与答案 ♌

1. 初产妇孕晚期出现以下哪些情况，需要立即去医院？（多选）
   （1）破水 （2）阴道大量出血 （3）见红
   （4）不规律宫缩 （5）规律宫缩5分钟一次
   答案：（1）（2）（5）
2. 没有破水和其他异常情况的孕妇，在待产过程中以下哪种做法是不正确的？（单选）
   （1）进食、进水 （2）及时排尿 （3）绝对卧床休息 （4）精神放松 （5）多变换体位
   答案：（3）

第八讲 母乳喂养

♥ 概 述 ♌

这一讲向孕妇讲解母乳喂养的好处，促进母乳喂养成功的主要措施，母乳喂养的技巧，如何保证乳汁

充足，必要时的正确挤奶方法，以及其他母乳喂养相关问题。帮助孕妇及其家人树立信心，相信绝大多数母亲都可以做到纯母乳喂养 6 个月，并提倡持续母乳喂养到孩子 2 岁及以上。

♥ 目 的 ∽

1. 了解母乳喂养的好处，建立母乳喂养的信心
2. 了解促进母乳喂养成功的主要措施
3. 掌握母乳喂养的技巧，保证乳汁分泌充足
4. 了解挤奶方法及其他母乳喂养相关问题

♥ 学习内容 ∽

1. 母乳喂养的好处
2. 促进母乳成功喂养的方法
3. 母乳喂养技巧
4. 挤奶的指征和方法
5. 母乳喂养常见问题
6. 疾病与母乳喂养

♥ 测验题目与答案 ∽

1. 以下哪一项不是促进母乳喂养成功的措施？（单选）

（1）早接触、早吸吮、早开奶

（2）24 小时母婴同室

（3）按时哺乳，每 3 小时一次

（4）开奶前不给宝宝喂任何食物或饮料

（5）不给吃母乳的宝宝使用奶瓶、奶嘴

答案：（3）

2. 满月新生儿体重增长应达到多少克？（单选）

（1）500 （2）600 （3）700 （4）800

（5）1000

答案：（2）

第九讲 产褥期保健

♥ 概 述 ∽

这一讲向孕妇讲解产褥期保健的相关内容，涉及产褥期内妈妈的身体变化、常见问题及应对措施，产妇在"坐月子"期间休养环境、休息方式、营养、活动、个人卫生、预防肥胖、家庭社会关爱等方面的注意事项，以及哺乳期用药及性生活、避孕等内容。帮助孕妇了解产褥期内母体会出现哪些生理变化、如何判断异常情况及如何处理、如何科学"坐月子"、如何用药及避孕等，使产妇顺利度过产褥期。

♥ 目 的 ∽

1. 了解产褥期妈妈的身体变化、常见问题与应对措施
2. 掌握并采纳科学"坐月子"的方式
3. 了解哺乳期用药及避孕方面的原则及注意事项

♥ 学习内容 ∽

1. 概述
2. 产褥期妈妈的主要生理变化
3. 产褥期常见问题及处理方法
4. 如何科学"坐月子"
5. 产后需特别关注的问题

♥ 测验题目与答案 ∽

1. 坐月子期间可能出现的问题有哪些？

（1）恶露不干净 （2）便秘 （3）尿潴留

（4）生殖道感染 （5）急性乳腺炎

答案：（1）（2）（3）（4）（5）

2. 关于坐月子，以下哪种说法是对的？

（1）坐月子的室温应该保持 22℃ ～ 24℃，湿度 50% ～ 55%

（2）坐月子就应该多休息，少活动

（3）坐月子期间不能吃水果

（4）母乳喂养让妈妈变胖，不能恢复体形

（5）我和孩子看起来一切正常，没有必要让医生做产后访视

答案：（1）

第十讲 新生儿保健

♥ 概 述 ∽

这一讲主要向孕妇介绍新生儿期的基本保健知识，涉及喂养、护理、异常识别和常见病预防、促进新生儿感知觉发展等方面的内容。让孕妇了解一些新生儿常见异常的表现，以便早期发现异常及时就医，减少残疾的发生；让孕妇学习一些简单易行的保健方法，减少疾病的发生，促进新生儿身心健康。

♥ 目 的 ∽

1. 了解新生儿重点保健内容

2. 理解并掌握新生儿喂养、护理、常见病预防及异常识别的知识

3. 将新生儿保健的基本知识和技能传授给孕妇及其家人

♥ 学习内容 ∽

1. 新生儿喂养

2. 新生儿护理

3. 新生儿生理现象

4. 新生儿疾病筛查与常见病预防

5. 新生儿伤害预防

6. 促进新生儿发展

♥ 测验题目与答案 ∽

1. 以下哪种情况应该看医生？

（1）纯母乳喂养儿每天稀便六、七次，其他都正常

（2）偶尔吐几口奶

（3）生后 14 天时体重没有增加

（4）每天 6 次小便

（5）满月长 900 克

答案：（3）

2. 关于保暖，以下哪项不正确？

（1）室温应在 22℃ ~26℃之间

（2）给新生儿穿衣、戴帽、穿袜子

（3）足月儿生后至少 6 小时内不要洗澡

（4）可隔着衣服用暖水袋保暖

（5）前额出汗正常，不用减衣服

答案：（5）

3. 关于护理，以下哪种方法正确？

（1）新生儿"牙床"上的白点要及时擦掉

（2）消毒脐部时应沿一个方向由里向外涂

（3）脐带脱落前即使没有分泌物也要每天消毒脐部

（4）给新生儿洗澡最好用浴液

（5）新生儿期不要剪指（趾）甲，应戴手套以免抓伤

答案：（2）

4. 以下哪种说法不正确？

（1）保持臀部干爽，清洁可预防臀红

（2）新生儿 1 天睡 16~20 小时

（3）新生儿半夜醒来要抱起来哄

（4）兜尿布时最好在脐残端下方折叠

（5）脐带 1~2 周脱落

答案：（3）

三、课程安排

（一）课程表

顺序	内容	授课时间	授课人
第1讲	孕期常见身体不适的缓解方法		
第2讲	产前检查主要内容		
第3讲	孕期生活方式		
第4讲	孕产期心理保健		
第5讲	孕期营养		
第6讲	孕产期运动		
第7讲	自然分娩		
第8讲	母乳喂养		
第9讲	产褥期保健		
第10讲	新生儿保健		

（二）教学计划

1. **教具**：多媒体PPT文件，骨盆与娃娃模型，照片、宣传画、手册、小折页等健康教育材料，白板或白纸、答题纸、笔等。

2. **教学方法**：大课讲授、互动参与式小讲课、快速反应（头脑风暴）、小组讨论、角色扮演、案例分析、实践操作、小测验等。

3. **授课时间**：约1~1.5小时。

四、授课技巧

（一）讲授

讲授是目前孕妇学校培训授课的最常用形式，以事先准备好的、单向的交流为主，虽然讲授者可以提问，并结合使用头脑风暴、案例分析、小组讨论、示教等参与式方法，使课堂气氛更活跃，但主要形式是教师在上面讲，听众在下面听。

讲授可以在有限的时间内，由一个人向一群人同时传递较大量的信息，培训效率较高。讲授者通常会采用直观的幻灯、投影等结合课件内容进行讲解，可以控制讲授的时间、内容和方式。讲授者应注意不要只顾表达自己准备的内容，还应注意观察听众的反应，并适当给予听众表达观点或提出问题的机会。

讲授内容应围绕孕妇在每一讲应掌握的要点展开，并通过反复强调与说明，使孕妇在讲授结束时能够记住。孕妇学校的课程设置一般每讲不少于40分钟，平均每20分钟的讲授要点不应超过3～5个，中间可以用提问、讨论、案例分析、身体活动（如：孕妇体操）等形式过渡，这样总时间不应超过每讲1小时，以免孕妇感到疲劳。

讲授要点的步骤应包括以下三个方面：首先要告诉孕妇本讲的主要学习内容有哪些，其次将具体内容逐一解释给孕妇，最后要重申刚才讲过的要点。在讲授过程中，可提醒孕妇不必忙于记笔记，而应集中精力听讲和思考，课后可将本讲的幻灯片资料或配套的孕妇用书提供给孕妇，供其回家后参考学习。

讲授的目的不仅仅是传递信息，还应调动听众的积极性，引导他们思考。在本书中，设计了一些思考题，供孕妇及其家人共同思考，以帮助理解和掌握本讲要点。在每次讲授的最后，应留出一定时间，让听众思考、讨论和提问，讲授者可统一解答共性问题，也可一对一回答听众的个性化问题。听众提出的问题，可为讲授者提供参考，以便改进今后的讲授内容。

❀ （二）头脑风暴 ❀

头脑风暴又称为快速反应，是一种由培训者提出特定议题或清晰问题，由听众迅速分享看法，生成观点的方法。参与者可以自由、尽情地说出自己的想法，大家畅所欲言、各抒己见，相互补充，不必过多考虑想法的合理性、重要性、可行性等。培训者或记录人应在短时间内，尽可能快速地在黑板或白纸上记下所有人的答案，而不必进行筛选、排序或归类。等大家基本提不出新的想法后，培训者意识到头脑风暴结束，再及时总结、归纳或筛选出需要得到的思想或问题的答案。

头脑风暴在孕妇学校的培训中经常会用到，适合于在较大的群体中用最短的时间，收集到所需要的信息。例如，在本书第一讲中，教师提问孕妇"怀

孕后身体出现了哪些变化？"孕妇根据自己的感受立即给出各种答案，教师将所有答案记录在黑板或大白纸上，待没有人给出更多答案后，再逐一归纳小结。头脑风暴有助于活跃培训气氛，消除参与者之间的陌生感，大家集中精力，共同思考，充分交流不同想法，特别是一些内向、不善表达的人，也可以比较放松地参与进来，适合参与者讨论自己不很熟悉、比较复杂或者尚存争议的问题。

培训者应注意两方面的问题：一是在头脑风暴开始时，参与者可能热情不高，或者不敢最先发表自己的观点，培训者应对所提问题给予清晰的定义，引导并鼓励参与者发言；二是参与者可能对某些问题的热情过高，大家七嘴八舌，现场声音嘈杂，培训者应及时控制好秩序与时间，以免参与者注意力不集中，影响培训效果。

❀ （三）案例分析 ❀

案例分析是对一个已经发生或可能发生的事件或情境进行描述与分析。培训中所选择的案例通常都会紧密围绕培训内容，或者来自培训者的实际工作经验。案例通常用文字描述的方式呈现，也可以使用照片、图片或视频的方式。培训者就案例提出问题，让参与者思考后，共同讨论分析，提出自己的看法，最后总结、归纳出需要掌握的要点。

案例分析对培训者的要求较高，需要事先花费精力，准备适合的案例。案例要求简洁、清楚，针对性强，强调要点和相关情境，没有冗余信息。案例分析的过程也需要较长时间，需要参与者认真阅读，仔细分析，找到案例中可能隐含的关键信息点，才能给出正确的答案。

案例分析是参与式培训中经常采用的方式之一。成功的案例分析有助于参与者思考、总结并掌握本次培训的要点。在孕妇学校的培训中，有经验的医护人

员通常会根据自己的临床经验，准备一些与讲授内容有关的案例。在本书中也提供了一些案例分析，通常放在讲课内容的最后，例如第一讲的最后即安排了 2 个案例分析，培训者可根据时间安排组织孕妇进行讨论与分析。

（四）小组讨论

这是参与式培训通常都会用到的一种方法。在时间较长的培训中，培训者可以将大组分成若干个小组，就一两个具体问题展开讨论。小组讨论为了使每个人充分表达自己的观点，人数不宜太多，最好不超过 4～6 人。讨论前，应将桌椅摆放成一组一组的形式，每组成员集中坐在一起，使小组内的每个成员可以听清他人的发言，便于相互间的沟通与交流。

标准的小组讨论应包括召集人或主持人、记录员和汇报人，大家应就共同的话题进行讨论，避免简单的轮流发言，或者有个别人发言冗长，过多表达自己的观点，而另外一些组员则保持缄默。培训者在讨论过程中，可分别倾听不同组的观点，了解小组成员间的思考与互动情况，注意控制好讨论的时间和节奏，提醒各组主持人围绕重点问题按时结束讨论。汇报人应按要求总结出本组讨论的亮点，重点汇报不同于其他组的新想法或做法，避免重复。在一组发言后，培训者应鼓励其他组提问，并有意识地抓住小组汇报中的"闪光点"或"疑惑点"进行追问，引发大家进行深入的思考。

在孕妇学校的培训中，虽然孕妇喜欢通过小组讨论的形式，交流大家共同的问题，但由于受课程时间和场地条件的限制，通常不便于组织小组讨论。培训者可在讲授过程中，提供一点时间和机会，就某一具体问题，让孕妇与身边的人交换彼此的意见，表达自己的看法。培训者也可以及时了解听众的思想，并进行积极的反馈与总结。

（五）示 教

示教是培训者为培训对象演示一个完整程序或正规的操作步骤，然后由培训对象在培训者的帮助与指导下，重复这一正确操作的全过程。示教包括两个部分：一是培训者演示操作方法，二是演示后立即由培训对象练习。示教的程序和步骤往往是语言描述起来比较复杂和不容易记忆的，采用示教的方法直观形象、简明生动，容易帮助培训对象掌握。

示教要求培训者事先准备好教具，拟定示教程序，并安排足够的时间保证培训对象有一定的练习机会。开始示教前，培训者要向培训对象介绍示教的目的、内容、用品和做法，告诉培训对象要观察和掌握的要点。示教前，可以先给出文字说明或图示，让培训对象了解初步的理论知识。在示教过程中，培训者应确保每一位培训对象都能看清楚操作演示，如果培训对象人数较多，可以分小组或请助手帮助演示，还可以借助播放视频光盘演示操作步骤。操作过程中，应边演示边讲解，并可提问激发培训对象的兴趣，引导其思考。示教的同时，应鼓励培训对象随时提问。培训者在演示后应再次结合文字或图片内容，归纳总结示教的关键步骤，然后再由培训对象重复练习，培训者及时给予指导和纠正。

在孕妇学校的培训中，示教是常用方法之一。例如：在本书第五讲孕产期运动和第八讲母乳喂养中，都可安排示教的内容。考虑到孕妇作为培训对象的特殊性，教师可根据培训内容、场地条件和时间安排，灵活掌握示教内容与形式，使孕妇能够更好地理解所要掌握的学习内容。

（六）角色扮演

角色扮演是参与者根据主题要求和自己的理解扮演现实生活中的一个角色，使角色的个性特征和在事件中所采取的行为被突出地表现出来。角色扮演可以使参与者换位思考，从不同角度理解角色的处境与感受，与角色产生共鸣。角色扮演需要花时间准备，将培训活动中学到的知识与技能综合运用于一个特定的场景，通过模拟练习，来达到发现问题与分析和解决问题的目的。

完整的角色扮演需要以下步骤：（1）培训者给定一个现实生活中的情景，提出角色扮演的大致要求，参与者根据自己的理解，共同讨论，确定演出的剧情脚本；（2）参与者确定各自扮演的角色，布置简单的场景、准备道具，进行排练；（3）实施角色扮

演的过程，其他人应按要求观察并做记录；（4）培训者组织大家对角色扮演进行评议，将角色扮演中的情境与现实生活相结合，就相关问题进行讨论与总结。

由于角色扮演比较费时费力，需要提前进行准备。因此，在一般的孕妇学校培训中使用较少。如果具备一定条件，可以组织医护人员、孕妇、丈夫或其他家人共同排练，可以收到更理想的培训效果。有些孕妇学校，会安排丈夫互换角色，利用沙袋背心等道具，体会孕妇行动不便的感受，往往可以促进丈夫起到更好的参与作用。

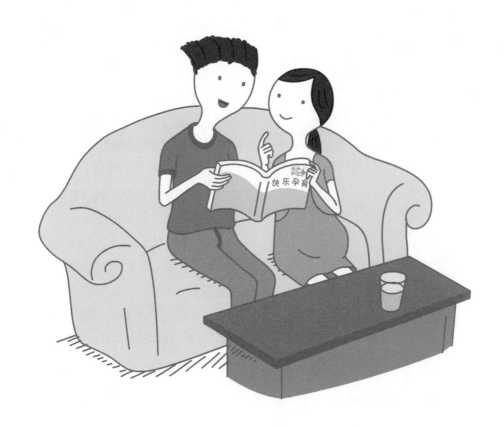

下篇 课件与注释

第一讲 孕期常见身体不适的缓解方法

妊娠是人类繁衍的自然过程。妊娠期间，人体各个器官系统随着妊娠的进展会发生一系列相应的变化，出现一些生理性反应。绝大多数孕产妇的机体均可以代偿而不出现异常的情况，但约有 15% ~ 20% 的孕产妇可能会发生妊娠并发症，如：妊娠期高血压疾病、妊娠期糖尿病、贫血等。因此对每一位孕产妇来说应该知道怀孕后哪些症状和体征是生理性的；哪些属于异常或疾病，可能会对母亲或胎儿产生不良影响。

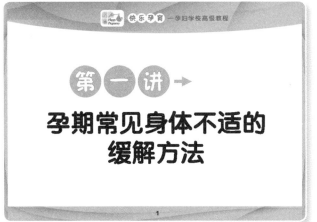

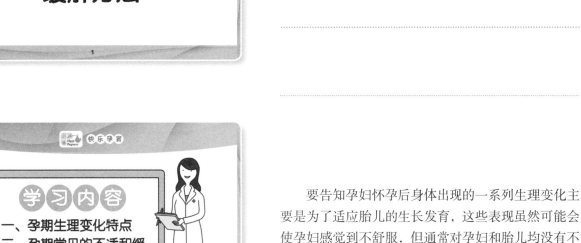

要告知孕妇怀孕后身体出现的一系列生理变化主要是为了适应胎儿的生长发育，这些表现虽然可能会使孕妇感觉到不舒服，但通常对孕妇和胎儿均没有不良影响，产后会逐渐消失。

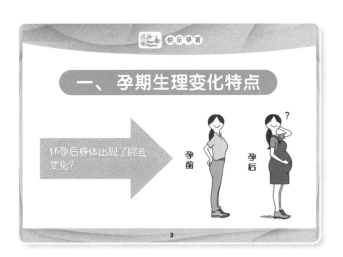

利用快速反应（头脑风暴）的教学方法即询问孕妇"怀孕后身体出现了哪些变化？"并马上将答案记录在黑板上，可收集到不同孕周孕妇所经历的身体变化。注意尽可能听到更多孕妇的回答。小结答案，随后详细解释。

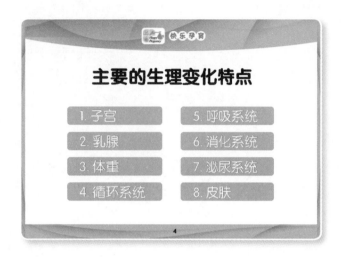

汇总和小结学员的答案。

妇女怀孕后均会出现腹部增大、体重增加，但由于存在个体差异，有些身体变化，如：孕吐、嗜睡、妊娠纹、便秘等，并不是每个孕妇都会出现。

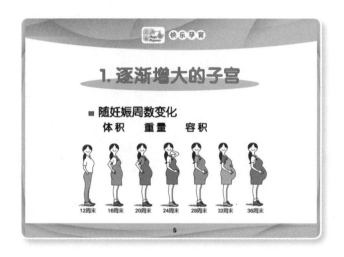

随着胎儿的生长发育和逐渐增多的羊水，子宫重量和体积由未怀孕时的 50 克和 5 毫升多的容积，发展到孕末期的 1000 克重量和 5 升的容积。

逐渐增大的子宫接近腹前壁，将肠管排挤至腹腔两侧及后方。

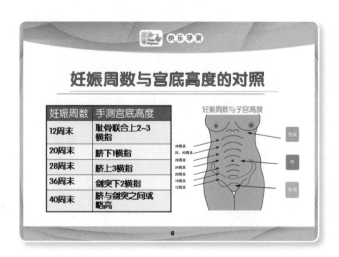

剑突： 在医学上是指胸骨的下端。你可以顺胸部的正中向下摸，一直摸到最下有一尖尖的硬骨头就是剑突；或者沿着肋骨外援胸腔中间触摸，找到它的交界处即为剑突。

耻骨联合： 骨盆是由骶骨、尾骨、髂骨、坐骨、耻骨几部分构成的，左右两块耻骨在骨盆前正中连接，形成耻骨联合。耻骨联合中间有纤维软骨，上下附有韧带，位于骨盆的前方。女性的耻骨联合有一定的可动性，在妊娠或分娩过程中，耻骨联合可出现轻度的分离，使骨盆发生暂时性的扩大。

讲课时可示范或用骨盆模型示教。

孕妇练习触摸宫底高度和耻骨联合。

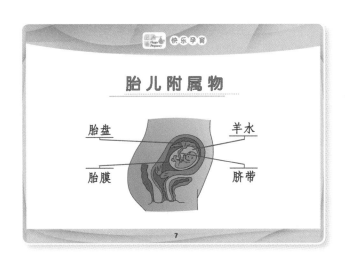

胎盘：孕足月胎盘呈盘状，多为圆形或椭圆形，重 450 ~ 650 克，直径 16 ~ 20 厘米。胎盘的主要功能为气体交换、营养物质供应、排出胎儿代谢产物等。

胎膜：由绒毛膜和羊膜组成。

羊水：充满在羊膜腔内的液体。胎儿通过吞咽羊水使羊水量趋于平衡，羊水量 300 ~ 2000 毫升为正常，羊水可起到保护胎儿和母体的作用。

脐带：脐带是连接胎儿与胎盘的条索状组织，一端连于胎儿腹壁脐轮，另一端附着于胎盘胎儿面。妊娠足月的脐带长 30 ~ 70 厘米，平均约为 55 厘米。

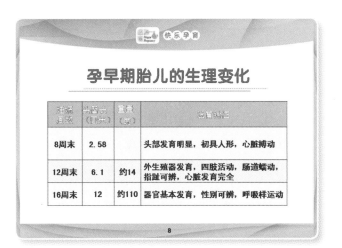

孕早期胎儿的生理变化

妊娠周龄	头臀长（厘米）	重量（克）	发育特征
8 周末	2.58		头部发育明显，初具人形，心脏搏动
12 周末	6.1	约14	外生殖器发育，四肢活动，肠道蠕动，指趾可辨，心脏发育完全
16 周末	12	约110	器官基本发育，性别可辨，呼吸样运动

8 周末：头部发育明显，占身体的一半；初具人形，可辨眼耳口鼻，四肢已具雏形，心脏发育关键期基本结束（B 超可见胎心搏动）。

12 周末：外生殖器发育，四肢可活动，肠道开始蠕动，指趾可分辨，指甲形成，心脏发育完全。

16 周末：器官基本发育，头部占身体的三分之一，耳朵移至最终位置，性别可识别，长出头发，出现呼吸样运动，开始形成人血红蛋白部分（孕妇可感觉到胎动）。

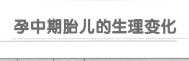

孕中期胎儿的生理变化

妊娠周龄	身长（厘米）	重量（克）	发育特征
20 周末	约25	约320	毳毛和胎脂，吞咽和排尿
24 周末	约30	约630	各脏器均已发育，出现眉毛、眼毛、指甲，睾丸降入阴囊
28 周末	约35	约1000	皮下脂肪沉积，全身胎毛，指甲达指端

20 周末：全身出现毳毛和胎脂，开始出现吞咽和排尿功能。

24 周末：各脏器均已发育，皮下脂肪开始沉积，但量不多；出现指甲、眉毛和眼毛；男性胎儿睾丸开始降入阴囊。

28 周末：皮下脂肪沉积不多，全身布满胎毛，指甲达指端。

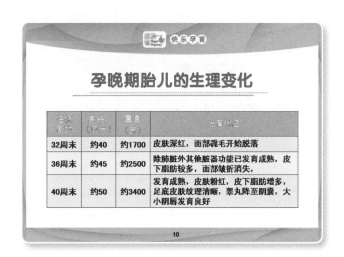

快乐孕育

孕晚期胎儿的生理变化

妊娠周数	身长（厘米）	重量（克）	发育特征
32周末	约40	约1700	皮肤深红，面部毳毛开始脱落
36周末	约45	约2500	除肺脏外其他脏器功能已发育成熟，皮下脂肪较多，面部皱折消失
40周末	约50	约3400	发育成熟，皮肤粉红，皮下脂肪增多，足底皮肤纹理清晰，睾丸降至阴囊，大小阴唇发育良好

10

32 周末：皮肤深红，面部毳毛已开始脱落，胎体开始丰满，指甲部分超过指端。

36 周末：除了肺脏以外，其他脏器功能已发育成熟，胎儿体重迅速增加，皮下脂肪较多，面部皱折消失，90% 乳晕隆起。

40 周末：器官发育已较成熟，皮肤粉红，皮下脂肪增多，除肩背部外毳毛已脱落，足底皮肤纹理清晰，男性胎儿睾丸降至阴囊，女性胎儿大小阴唇发育良好。

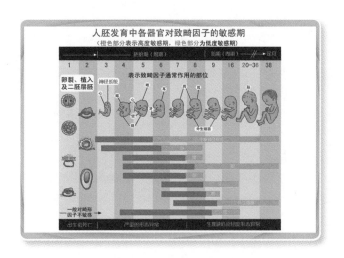

致畸原：是指可导致胎儿畸形的物质。如某些药物、农药、有机化合物（甲醛、苯类）、烟草、X 射线、噪音、细菌、病毒等。

胚胎期：受孕后的前 8 周。

胎儿期：从第 9 周到出生前。

在怀孕 8 周内，胚胎几乎完成了各器官、系统、人体外形和四肢的基本发育。

胚胎发育过程是一个极为精细复杂的过程，在这一过程中任何一个环节受到干扰都会引起各种畸形。

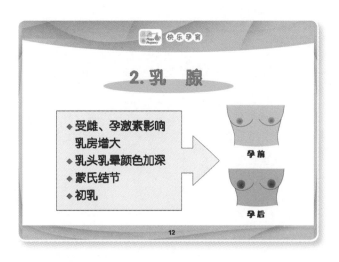

乳房从妊娠早期开始，在雌、孕激素的影响下逐渐增大，主要是乳房腺管和腺泡发育增生，并有大量脂肪组织沉积，为泌乳做好准备。

有些孕妇可感觉到乳房发胀或偶有刺痛，有人还可见到皮下充盈的浅静脉。

有些孕妇除了乳房增大明显外，还有乳头、乳晕变黑，色素沉着的现象，在分娩后自然消退。

乳晕外周的皮脂腺肥大，形成散在的结节状小隆起，即蒙氏结节。

孕晚期尤其在接近分娩期挤压乳房时，可有少量稀薄黄色的液体溢出，即初乳。

快乐孕育

3. 体重增加

★ 孕前体重正常的孕妇，孕期平均体重增长12.5千克左右。
★ 增加的体重包括：胎儿及其附属物、子宫、乳腺、脂肪组织、血容量等。

13

孕前体重正常的孕妇，足月时平均体重增长12.5千克左右，增重包括：

胎儿、胎盘、羊水：4.6千克
子宫、乳房：1.3千克
血液：1.5千克
细胞外液：1.1千克
脂肪：4.0千克
总增重：12.5千克

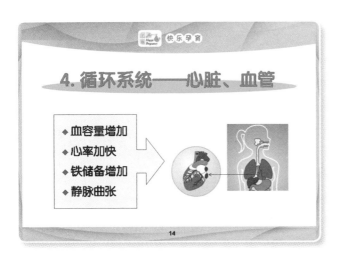

从孕8周开始血容量增加，32～34周达高峰，孕期平均增加1500ml，血容量增加包含了血浆和红细胞，前者的增加多于后者，造成血液稀释。

由于新陈代谢和血容量的增加，以及为了适应胎盘循环的需要，母亲心脏负担加重，从孕10周开始心率加快，每分钟增加约10～15次。

正常孕妇孕期需要储备铁500mg，以满足红细胞增生、胎儿生长和孕妇各器官生理变化的需要，应多吃富含铁的食物，预防贫血。

逐渐增大的子宫，会压迫盆腔静脉，使下肢血液回流受阻，出现下肢、外阴静脉曲张和痔疮，也易形成血栓。

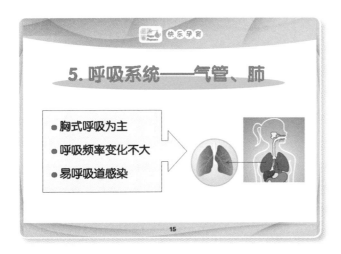

呼吸运动主要分为胸式呼吸和腹式呼吸。胸式呼吸是肋间外肌舒缩引起肋骨和胸骨运动，引起胸廓前后、左右径增大。

孕晚期增大的子宫，使膈肌活动减少，胸廓活动加大，以胸式呼吸为主。

上呼吸道黏膜增厚、充血水肿，使局部抵抗力下降，易发生感染。

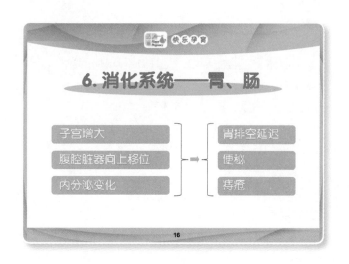

受增大子宫的影响，大多数孕妇的胃肠器官会向上移位。受激素变化的影响，肠蠕动减慢，胃酸和胃蛋白酶分泌减少，胃排空时间延长，会出现"烧心"感、上腹部饱满感，便秘，引发痔疮或原有痔疮加重。

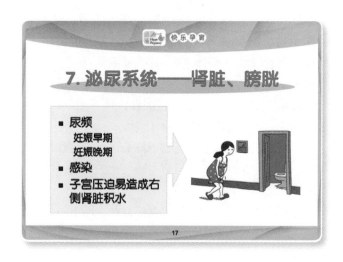

随着孕周的增加，孕妇和胎儿代谢产物的排泄量也增加，会使尿量增加。

孕早期和孕晚期增大的子宫压迫膀胱，会出现尿频的现象。

孕中期后受孕激素的影响，输尿管蠕动减弱，加之受妊娠子宫的压迫，致尿流迟缓，易引发泌尿系感染和输尿管扩张甚至肾积水。尿液成分在孕期也会发生变化。

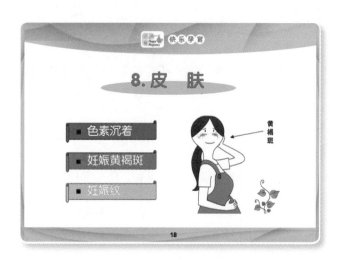

色素沉着：多发在孕妇乳头、乳晕、腹白线、外阴等处。

妊娠黄褐斑：多出现在颧颊部，并累及眶周、前额、上唇和鼻部，边缘较明显，呈蝶状褐色斑，习称妊娠黄褐斑。

妊娠纹：随妊娠子宫的逐渐增大和肾上腺皮质在妊娠期间分泌糖皮质激素的增多，该激素分解弹力纤维蛋白，使弹力纤维变性，加之孕妇腹壁皮肤张力加大，使皮肤的弹性纤维断裂，呈多量紫色或淡红色不规律平行略凹陷的条纹，称为妊娠纹，见于初产妇。旧妊娠纹呈银色光亮，见于经产妇。

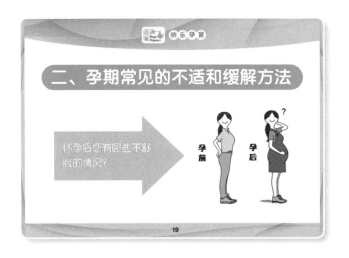

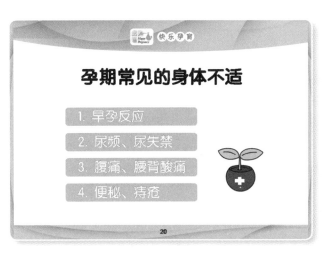

利用快速反应（头脑风暴）的教学方法，在短时间内收集到孕妇所经历的身体不适，并记录在黑板上。

注意尽可能听到更多孕妇的回答。

由于存在个体差异，某种不舒服的情况并不是每个孕妇都会出现。

小结答案，随后详细解释。

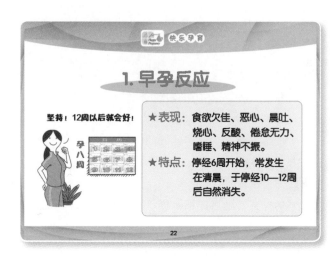

早孕反应是孕期比较常见的生理反应。早孕反应的程度存在很大的个体差异，发生率为 50% ~ 60%。

多在停经 40 天左右出现，多发生在清晨空腹时，大多数孕妇在 3 个月后明显好转或消失，但有极少数人较严重，不能进食者需要及时就医。极少数人会持续整个孕期。

尽管在孕早期，胎儿的组织和器官生长快速，但胎儿很小，到 13 周时胎儿约重 65 克，身长仅 9 厘米，故所需增加的能量并非很多，吃自己喜欢的食品，但不要偏食，营养要均衡，只要孕妇尿中不出现饥饿性酮体，能量足够就可以，每天尽量进食 150 克以上的碳水化合物。

早孕期体重总共增加 0.5~2 千克。

早孕时，膀胱被增大的子宫挤压，容量变小，尿意敏感会有尿频感，3 个月后子宫增大至腹腔，将减少对膀胱的压迫，故尿频症状缓解。

接近妊娠晚期的时候，胎儿的先露部（即胎儿最先进入骨盆入口的部分）逐渐进入骨盆入口，继而压迫膀胱，使孕妇常有尿频的感觉。加之夜间平卧后，白天潴留在下肢的水分，逐渐回流至体循环，经肾脏排泄，故使得夜尿次数增加。

受雌孕激素影响，膀胱、尿道括约肌张力减弱，孕期容易发生张力性尿失禁。张力性尿失禁是指患者的腹腔内压力突然增加，如：咳嗽、打喷嚏时，尿液即不由自主地由尿道口流出来。

快乐孕育

尿频和尿失禁的缓解方法

★ 放松紧张情绪；

★ 及时排空膀胱，白天多喝水、多排尿，晚饭后尽量减少喝水或饮料；

★ 从孕晚期开始注意做缩肛锻炼；

★ 如出现尿疼、尿道口烧灼感或腰痛、发烧，要及时就医。

25

缩肛锻炼不仅可减少尿失禁，还可增强盆底组织的张力，有助阴道分娩和产后康复。

泌尿系统受孕激素影响，张力减低，尿流缓慢，再加之增大的子宫压迫，容易发生肾盂、输尿管积水，容易导致泌尿系感染。

常见的症状是尿频、尿急、尿疼、尿道口烧灼感或腰痛、发烧，因可引发早产、低出生体重，所以要及时就医。

快乐孕育

3. 腹痛、腰背酸痛

■ 孕早、中期下腹部会有隐痛或下坠感，类似月经前的征兆或痛经，特别是在起立或转身时；

■ 孕晚期会出现部位不定、时间不定、程度较轻、发作短暂的腹痛或腹壁紧的宫缩痛（夜间明显）；

■ 从孕中期开始，会出现程度不同的腰背和膝踝关节酸痛。

26

孕早、中期的腹痛，主要是因为增大的子宫牵拉圆韧带（维持子宫与正常位置的纤维和肌肉组织）而引起。

孕晚期生理性宫缩渐频繁，感觉腹部发硬、发紧，偶尔会引起下腹疼痛，但强度弱，时间短，一般不伴宫口扩张，也无阴道分泌物增多现象。

随着子宫增大，孕妇的重心后移，腰椎前突，腰背肌处于紧张状态，腰背肌、膝踝关节负荷增加，从而出现腰背和下肢酸痛；同时孕晚期体内分泌松弛素，使韧带松弛，也会造成腰骶部、腹股沟等处疼痛加重。

快乐孕育

疼痛的缓解方法

放松点，会好的！

◆ 放松情绪，正常生理现象，可自然消退；

◆ 经常变换体位、姿势，避免长时间站立，侧卧位休息；

◆ 准备一个有靠背垫的座椅或在下腹部戴一个腹带；

◆ 建议穿低跟（小于2厘米）、柔软、舒适的鞋；

◆ 适当运动，增加腰背肌力；

◆ 注意如果疼痛加重或持续存在，要去医院寻求帮助。

27

如果宫缩痛时间较长或影响到正常生活，需请医生鉴别是否为早产的表现，特别是有早产史的孕妇；如果宫缩规律，应及时就医；

休息时侧腰处和腰背部垫靠垫，可缓解承重，或抬高下肢，亦可减轻疼痛。

孕妇不宜穿无跟平底鞋，不利于承受身体重心的变化。

孕期坚持适宜的锻炼，可有效缓解不适。

4. 便秘、痔疮

■ 孕期胃肠到肌肉蠕动减弱和增大的子宫压迫，是导致便秘和痔疮的主要原因。

■ 痔疮可以是怀孕后首次出现或原有痔疮的复发或加重。

28

便秘和痔疮是孕期常见的不适症状，不必紧张，分娩后可消失或缓解。

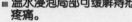

便秘、痔疮的缓解方法

■ 清晨空腹时喝一杯温水；
■ 多吃纤维素多的食物，如：香蕉、芹菜、韭菜等果蔬；
■ 养成定时排便的习惯；
■ 少吃辛辣食物，避免大便秘结；
■ 适度运动（散步、游泳、缩肛运动），避免久坐；
■ 温水浸泡局部可缓解痔疮肿胀、疼痛。

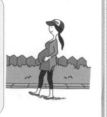

29

每日早晚可做两次缩肛运动，每次 30 ~ 40 次。不仅可增强盆底肌肉的力量和肛门周围的血液循环，同时也有利于排便和预防痔疮。

5. 白带增多

■ 怀孕后阴道分泌物（白带）会出现增多、色淡黄的表现，属于正常的生理现象；

■ 注意事项：分泌物增多，同时伴有外阴瘙痒、腥臭，黄（绿）色或带血，豆渣或泡沫样，均说明已有感染，要及时就医。

30

怀孕后受激素水平变化的影响，阴道分泌物会增多，但阴道内菌群生长维持在正常微生态环境中。由于局部潮湿，很容易发生感染。

目前已有大量研究证据表明，细菌性阴道病和宫颈感染均可增加早产和低出生体重的发生率。

25% ~ 30% 的孕妇阴道内可培养出假丝酵母菌，抵抗力下降或真菌毒力增强时，可引起炎症。30% ~ 50% 会发生细菌性阴道病，因此如白带出现异常，无论是否伴有外阴瘙痒，均要到医院进行化验检查与治疗。

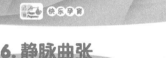

生殖道感染的预防

- 穿着宽松的纯棉内裤；
- 注意个人卫生，每天清洗外阴，换内裤；
- 不要再洗坐浴，更不要阴道冲洗；
- 既往有性病史或性伴侣有性病，同房时须使用安全套；
- 白带异常要及时就医。

31

反复真菌感染时，要注意妊娠合并糖尿病。

6. 静脉曲张

- 是孕妇的常见体征；
- 主要因增大子宫的压迫和激素变化引起；
- 常常出现在下肢和会阴部；
- 分娩后缓解，并逐渐恢复正常；
- 除了孕妇感觉肿胀和不适外，不会对胎儿有任何不良影响。

32

约有 30% 的孕妇会在孕期会发生静脉曲张。

怀孕后体内增加的孕激素使血管壁扩张，再加上全身血流量的增加，使得原本闭合的静脉瓣膜张开，造成静脉血液的回流受阻。

胎儿和增大的子宫压迫盆腔静脉和下腔静脉，使得下肢血液回流受阻，造成静脉压升高，曲张的静脉也会越来越明显。

有家族遗传倾向，血管先天静脉瓣膜薄弱而闭锁不全者，更易出现静脉曲张。

缓解静脉曲张的方法

- 尽量避免长期站立或压迫双腿；
- 睡觉时尽量左侧卧位；
- 可选用弹力袜；
- 每天坚持适度运动，如：散步、游泳等，促进血液循环；
- 控制体重在正常范围内；
- 不要提过重的物品；
- 在坐、卧位休息时，尽量将双腿抬高，以帮助血液回流至心脏。

33

长期站立或压迫双腿易造成腿部静脉充血，使血液回流困难；

左侧卧位可以避免压迫到腹部下腔静脉，减少下肢静脉的压力；

可根据静脉曲张的程度，选择弹力不等的弹力袜。

7. 抽　筋

- 大多数孕妇从孕中、晚期开始出现，夜间多见。
- 缓解方法：

  腿抽筋时，屈膝放松，使足背屈；
  轻揉痉挛肌肉；
  合理膳食，增加富含钙的食物；
  孕中期开始补充钙剂、多种维生素和
  微量元素。

34

孕妇抽筋的主要原因是缺钙，特别是从孕中期开始，随着胎儿的迅速发育，对钙的需求量也增加。

白天运动量过多、下肢静脉曲张，也可导致夜间小腿抽筋。

多食含钙高的食物，如：牛奶及乳制品、虾皮、紫菜、鱼虾类等。

建议从孕中期开始补钙和镁，如果选用多种维生素，要注意其中钙和镁的含量。

8. 水　肿

- 特点：

  清晨手指、手腕肿胀，手指发麻或疼痛，午后出现踝部、小腿水肿，休息后可消退。
- 缓解方法：

  建议于孕早期时，就取下戒指、手镯；
  提倡清淡、低盐饮食；
  侧卧睡眠、适当垫高下肢；
  如水肿明显或经休息后水肿不消退，应就医。

35

水肿是孕妇常见的体征，属正常现象，孕激素可导致水钠潴留，约半数以上孕妇可有程度不等的水肿。

怀孕后手指增粗，戒指勒紧，影响血液循环，加重手指肿胀、疼痛。

手指、手腕肿胀可压迫神经，引起手麻、手腕疼痛、活动不便。

不宜过分强调低盐饮食，否则可能会影响食欲。

水肿明显，或体重增加过快、过多，应高度警惕妊娠特有的子痫前期等疾病。

9. 心慌、气短、乏力

- 特点：心率加快、鼻塞、咽痒、呼吸急促、疲乏无力；
- 常见于孕晚期、双胎妊娠、体重增长较多或并发贫血者；
- 症状加重或休息后不能缓解时，应尽早就医。

36

受内分泌激素影响，呼吸道粘膜充血、水肿，使孕妇出现类似感冒初期的感觉。

怀孕后期新陈代谢增加，肺换气量增加，增大的子宫将膈肌上推，以胸式呼吸为主，喜欢深长呼吸，增加换气。

心脏的负荷增加，为保证胎儿生长发育，血容量增加，血流速度增快，全身代谢增加，心排出量增加，至 32 ~ 34 周达高峰。

贫血是孕妇常见并发症，因血红蛋白下降，使携氧量减少，从而导致头晕、乏力。

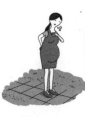

快乐孕育

缓解方法与对策

- 放松紧张情绪，注意休息；
- 少量多次进食，减少胃容量，降低膈肌上升幅度；
- 营养均衡、选择含铁高的食物（猪肝、黑木耳、瘦肉、蛋黄等）或从孕中晚期补充铁剂；
- 学会数脉搏，大于100次/分，及时就医。

37

正常人的脉搏和心跳是一致的。

现场指导（示范）孕妇如何数脉搏。一般情况下数脉搏达半分钟即可，然后乘以2，即为一分钟的脉搏次数。

取坐卧位均可，将手平放于适宜的位置。将食指、中指和无名指三指并齐，放在近手腕段的桡动脉（靠拇指一侧手腕部的桡骨外侧）上，压力大小以能清楚感到搏动为宜。

快乐孕育

10. 皮肤变化

- **瘙 痒**
  表现：皮肤出现丘疹、风团或水疱，躯干多见，也可在腿部、手臂，并伴瘙痒。
  缓解方法：生活规律、避免烦躁，自我调整，缓解压力；
  保持皮肤清洁湿润，沐浴后及时涂抹护肤霜；
  避免过敏，少食辛辣刺激食物；
  尽量不要随意搔抓；
  可外用炉甘石洗剂缓解症状。
  如皮肤瘙痒伴有皮肤黄疸，应及时就医。

38

常发生在孕晚期，出现红色米粒至绿豆大的丘疹，有时形成风团、水疱，可能与过敏有关。致敏原可以是食物，也可以是衣物、洗涤用品等。

瘙痒剧烈，常难以入睡，情绪紧张激动时会加重。

预后良好，产后症状很快消失。

快乐孕育

- **妊娠纹**
  表现：出现粉红色或紫红色波浪状条纹；
  主要出现在下腹部、大腿、臀部、乳房；
  分娩后会变白，变淡；
  80%以上的初孕妇都会长妊娠纹；
  缓解方法：营养均衡，有利改善皮肤的肤质、弹性；
  控制体重增长过多，孕中、晚期体重每月增长不宜超过2公斤；
  轻揉按摩容易长妊娠纹的部位。

39

妊娠纹的颜色依赖于孕妇本身皮肤的颜色。

由于皮肤快速延展，造成皮下弹力纤维断裂，常在怀孕晚期出现。

对悬垂腹的孕妇，医生可建议使用专业托腹带，帮助支撑腹部的重力，减轻腹部皮肤的过度伸展。

从孕早期就开始适当轻揉按摩容易长妊娠纹的部位，按摩用油可以是橄榄油或保湿润肤露。

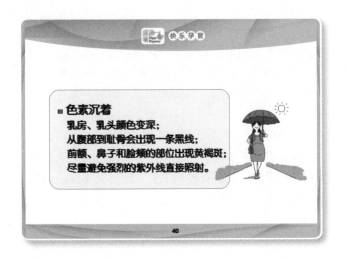

由于内分泌改变，代谢旺盛，皮脂、汗腺分泌亢进，出汗多，油脂分泌也多，应注意清洁，以免发生毛囊炎；

黄褐斑的出现可能与妊娠后激素改变有关，分娩后会渐变淡或消失；

尽量避免强烈的紫外线直接照射，如上午 11 点到下午 3 点之间，应尽量避免在户外活动。

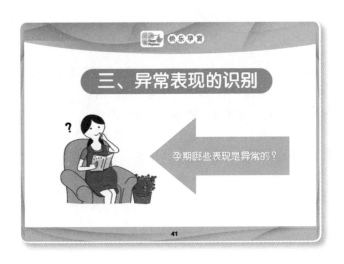

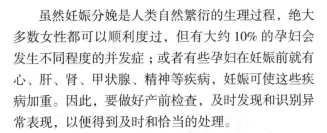

虽然妊娠分娩是人类自然繁衍的生理过程，绝大多数女性都可以顺利度过，但有大约 10% 的孕妇会发生不同程度的并发症；或者有些孕妇在妊娠前就有心、肝、肾、甲状腺、精神等疾病，妊娠可使这些疾病加重。因此，要做好产前检查，及时发现和识别异常表现，以便得到及时和恰当的处理。

恶心、呕吐：孕早期剧烈呕吐，考虑妊娠剧吐，多见于初产妇，多胎妊娠，精神紧张可使症状加重；孕中、晚期剧吐，应警惕肝功能受损等情况。剧烈呕吐可造成机体电解质紊乱、代谢障碍等，需及时就医。

发热：是感染的一种表现，早期发热特别是高热，会影响胎儿发育，要及时治疗。

阴道出血：可能的疾病有流产、早产、前置胎盘、胎盘早剥等，可伴有或不伴有腹痛。

阴道流液：考虑胎膜早破，可能导致流产、早产。

腹痛：剧烈腹痛要警惕宫外孕、不全流产、急性阑尾炎、胆结石、胆囊炎或急性胰腺炎的可能。持续腹痛还有可能是子宫肌瘤红色变性或卵巢囊肿蒂扭转等。若伴有阴道流血应及时就医。

头痛、头晕、视物不清、下肢水肿：要考虑妊娠高血压疾病。

阴道分泌物异常：有生殖道感染的可能，要及时救治，减少早产、产褥感染和新生儿低出生体重的发生。

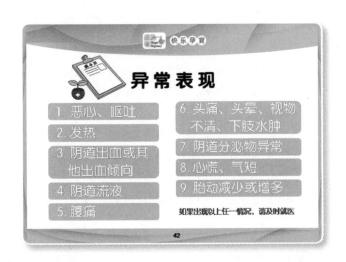

虽然妊娠是一个生理现象，但有少部分人会一些并发症；或者有些孕妇在妊娠前就有心、肺、肝、肾、胃、甲状腺、精神等疾病，而妊娠有可能使这些疾病加重。因此，每一位孕妇都要记住，在妊娠中的任何时期，一旦出现以上的异常表现，都要及时就医。

43

小测验

1. 下列哪项不是生理性表现？（单选）
① 尿频、夜尿多
② 孕早期清晨恶心、呕吐
③ 乳房增大
④ 下肢水肿休息后不消除
⑤ 妊娠纹

44

答案：④

小测验

2. 下列哪项不是异常表现？（单选）
① 呕吐严重，不能进食进水
② 阴道出血
③ 体重增加
④ 发烧
⑤ 头痛、头晕

45

答案：③

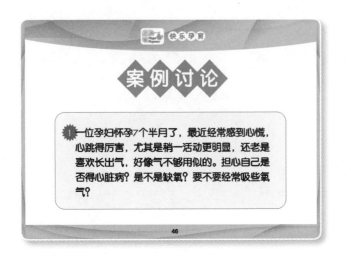

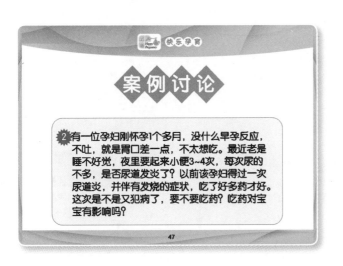

先请学员回答这个问题，然后归纳小结如下：

怀孕以后血容量增加35%~45%，在怀孕32~34周时，也就是在怀孕7个半月左右时达高峰。随着胎儿的生长，子宫也明显增大，心脏的排出量在此时也明显增多，心跳加快，一般比不怀孕时，加快10次/分左右，心脏的负担也最重。如果既往没有心脏病，经休息很快好转，心跳次数不超过100次/分，就无大碍。但如果经休息后心跳还是达到100次/分，那就应该去看医生了。

增大的子宫把横隔上推，肺受挤压，但是肺的换气量是增加的，所以孕妇喜欢做深长的呼吸，这不是缺氧的表现，也无需吸氧。

先请学员回答这个问题，然后归纳小结如下：

怀孕后增大的子宫压迫膀胱，使膀胱容量变小。卧位时，肾脏的滤过率比站位时增多，所以夜尿次数增多更明显，每次尿量不多，与泌尿系感染时尿频、尿疼、尿急的尿道刺激症状不同。可以到医院化验一下尿液，就可以知道是不是泌尿系感染了。如果不是感染就不需要服用药物。

第二讲 产前检查主要内容

产前检查是产前保健的重要内容，医生会根据相关的服务规范和技术指南并结合每一位孕妇的具体情况制定相应的检查计划，产前检查将对母婴健康产生重要影响。

孕产妇也应了解不同孕周需要做哪些产前检查项目，医生需要询问哪些问题，并遵照医生建议，在知情的情况下，配合完成各项检查项目。

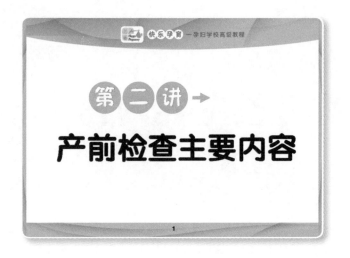

目前产前检查的主要项目均是根据卫生部和中华医学会妇产科分会发布的《孕产期保健工作规范》和《孕前和孕期保健指南（第1版）》确定的。

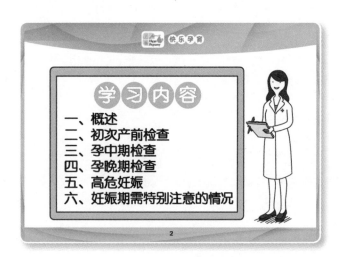

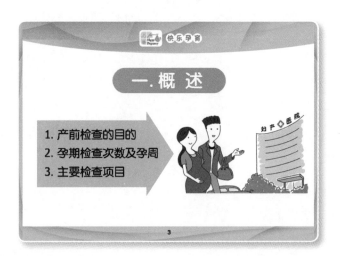

概述：包括产前检查的目的、妊娠分期、检查次数和检查项目。

1.产前检查的目的

- 确定孕龄；
- 确定孕妇和胎儿的健康状况；
- 发现高危孕妇，及早干预；
- 制定孕期保健计划；
- 获得良好的母婴妊娠结局。

4

根据末次月经或 B 超推算预产期。

及时发现、监测和处理孕期并发症 / 合并症情况，如存在内外科、传染性或精神疾患，需要转诊或会诊；如存在大三阳和肝功能异常，需要及时治疗或转诊。

要根据每一位孕妇的具体特点，制定产前检查计划，包括检查时间、项目内容和分娩计划等。

2.孕期检查次数及孕周

- 应从确诊早孕开始。
- 检查时间：妊娠6～13^{+6}周、14～19^{+6}周、20～24周、24～28周、30～32周、33～36周、37～41周，共7次。
- 凡属高危妊娠者，应酌情增加产前检查次数。

5

合理的产前检查次数及检查时间不仅能保证母婴健康，也能节省医疗卫生资源。

中华医学会妇产科学分会产科学组于 2011 年公布的《孕前和孕期保健指南（第 1 版）》推荐的产前检查为 7 次，有高危因素或发现异常应酌情增加次数。

妊娠分期

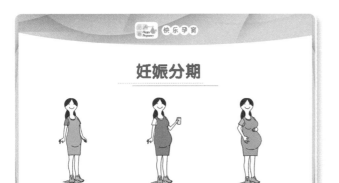

早期妊娠（孕早期）：停经～13^{+6}周；中期妊娠（孕中期）：14周～27^{+6}周；晚期妊娠（孕晚期）：28周～41^{+6}周

6

怀孕 7 天为一个孕周，怀孕 28 天为一个孕月。整个孕期按 280 天计算，即 10 个月，共 40 周。

13^{+6} 周表示 13 周加 6 天。

预产期的计算方法

★ 针对月经周期为28~30天的孕妇

★ 末次月经：月份加9或减3，天数加7

计算自己的预产期

7

3.主要检查项目

◆询问病史：家族史、个人史、月经史、妊娠史、既往病史和现病史；
◆体格检查：包括全身和妇科检查，如血压、体重、宫高、腹围等；
◆辅助检查：化验、B超、心电图等。

8

二、初次产前检查

时间：6~13+6周

1. 询问病史
2. 个人健康指标
3. 体格检查
4. 辅助检查

9

正常分娩在孕 37～42 周之间，即告诉孕妇在预产期前 3 周至后 2 周内分娩均属正常。

妊娠不足 37 周分娩为早产，超过 42 周为过期妊娠。

月经周期正常的人可用此方法计算预产期，如果月经不规律，医生会结合出现早孕反应和胎动的时间以及 B 超来判断。

请孕妇计算自己的预产期并牢记。

任何一种疾病的诊断均需要通过病史采集、体格检查和辅助检查来做综合分析和判断，以便做出正确的处理。

孕期通过测量血压、体重、宫高、胎位、胎心率，血尿常规化验及感染疾病筛查和 B 超等产前检查项目，可及时了解胎儿的生长发育和母亲健康状况，避免胎儿生长过大或生长受限（过小）；及时处理母亲并发症，尤其是妊娠期高血压疾病、妊娠期糖尿病、贫血等，将妊娠并发症对母婴的危害降到最低。随着预产期的临近，医生将评估胎儿大小，结合骨盆情况，对分娩方式及分娩地点提出建议，告知孕妇临产的表现，为孕妇提供医学指导意见。

快乐孕育

1. 询问病史

- **孕妇基本情况：** 年龄、职业、文化程度等。
- **现病史：** 目前患有的疾病以及治疗情况，目前的不适症状。
- **月经史：** 初潮时间、周期是否规律、末次月经。
- **生育史：** 自然/人工流产史、难产史、早产、死胎、死产、胎儿畸形、残疾史等。

10

快乐孕育

- **避孕史：** 曾经使用的避孕方法。
- **既往史：** 曾经患过的疾病。
- **夫妇双方家族史和遗传病史：** 智力、听力、视力障碍、精神病等。
- **手术史：** 曾经做过的手术。

11

快乐孕育

2. 个人健康指标

- 血压
- 体质指数
- 血糖
- 血红蛋白

12

医生询问病史是做出正确诊断的第一步，因此每一位孕妇均应如实回答医生的问题。

医生也要注意保护好孕妇的隐私，特别是在发现孕妇梅毒/HIV 筛查阳性时。

首次产前检查医生会问得比较详细，在每次复查时主要询问目前存在的症状和体征，并提供相应的建议。

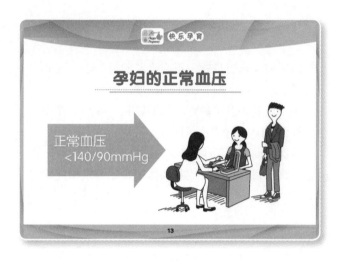

孕妇正常血压为收缩压低于 140 毫米汞柱（mmHg），舒张压低于 90 毫米汞柱（mmHg），即 <140/90mmHg，与非孕时的成人一样。

孕期血压较基础血压（孕前）升高 30/15mmHg，然而低于 140/90mmHg 时，不作为诊断依据，但必须严密观察。

测血压：测量前被测者至少休息 5 分钟。测前半小时禁止吸烟，禁饮浓茶或咖啡。避免紧张、焦虑、情绪激动或疼痛，排空小便，全身放松。

体质指数

- 体质指数（BMI）的计算公式：
  $$BMI = 体重（kg）/[身高（m）]^2$$
- 我国健康成年人的BMI正常范围为：
  18.5 ~ 23.9kg/m²，
  BMI<18.5为消瘦，BMI24.0 ~ 27.9为超重，
  BMI≥28.0为肥胖。

14

WHO 标准：正常体重 BMI=18.5 ~ 24.9；超重 BMI=25.0 ~ 29.9；肥胖 ≥ 30.0；体重不足 <18.5

中国标准：正常体重 BMI=18.5 ~ 23.9；超重 BMI=24.0 ~ 27.9；肥胖 ≥ 28.0；体重不足 <18.5

中国人的研究结果显示：体重指数达到或大于 24(BMI ≥ 24kg/m2)，患高血压的危险是体重正常者的 3 ~ 4 倍，患糖尿病的危险是体重正常者的 2 ~ 3 倍。

附表：孕期体重总增重范围和增重速率*

孕前体重状态	BMI（WHO）**	孕期总增重（Kg）	孕中、晚期增重速率*（范围,千克/周）
体重不足	<18.5	12.6 ~ 18.0	0.50（0.45 ~ 0.60）
体重正常	18.5 ~ 24.9	11.2 ~ 15.8	0.40（0.36 ~ 0.45）
超重	25.0 ~ 29.9	6.8 ~ 11.2	0.27（0.23 ~ 0.32）
肥胖	≥30.0	5.0 ~ 9.0	0.23（0.18 ~ 0.27）

15

此表是 2009 年美国医学研究院（IOM）最新推荐的孕期增重范围和速率。

* 按照孕早期增重 0.5 ~ 2.0 千克计算

** BMI 判断标准是根据 WHO 的建议。

双胎孕妇孕期总增重推荐值：孕前体重正常者为 16.7 ~ 24.3 千克；孕前超重者为 13.9 ~ 22.5 千克；孕前肥胖者为 11.3 ~ 18.9 千克。

因为至今没有中国孕妇孕期增重范围和速率数据，故建议参照美国标准。

血 糖

- 孕期正常血糖＜5.1mmol/L
- 孕早期 空腹血糖≥7mmol/L，
  为孕前糖尿病
- 孕中、晚期 糖耐量试验（OGTT）
  空腹血糖≥5.1mmol/L，
  1小时≥10.0mmol/L，
  2小时≥8.5mmol/L，

有任何一项均诊断为妊娠期糖尿病

16

糖耐量试验（OGTT）的检查方法：

共抽血 3 次，空腹抽血一次，用 200～300 毫升水溶解 75 克葡萄糖，准妈妈 5 分钟内喝完，从喝第一口开始记录时间，在喝糖水后 1 小时、2 小时再分别抽血一次。

正常范围：

空腹小于 5.1mmol/L；1 小时后测的值小于10.0mmol/L；2 小时后测的值小于 8.5mmol/L。

血红蛋白

◆ 成年非孕妇的血红蛋白值应为
120~150g/L（读作克/升）

◆ 孕妇血红蛋白≥110g/L

17

孕妇血红蛋白低于 110g/L，则诊断为贫血。贫血的孕妇，会出现头晕、眼花、心慌、气短、无力或水肿等症状，容易合并妊娠期高血压疾病、胎儿宫内缺氧、胎儿发育受限、早产等，还会导致婴儿纯母乳喂养 4 个月后的铁缺乏，增加婴儿的贫血风险。孕妇应多补充含铁丰富的食物，包括动物肝脏、动物血、瘦肉等动物性食物，以及黑木耳、紫菜、蘑菇、红枣、黄花菜等植物性食物，以预防贫血。补铁的同时，还应多摄入富含维生素 C 的食物，或补充适量维生素 C制剂，以增加铁的吸收和利用。

3.体格检查

- **全身体检：**
  测血压；测身高、体重；观察发育和体表有无异常，听诊检查肺和心脏，触诊检查甲状腺、肝脾大小等。
- **盆腔检查：**
  外阴、阴道、宫颈、子宫大小、附件等。

18

测血压：在妊娠六七个月时，约 10％的孕妇可能出现血压≥ 140/90mmHg 或伴有蛋白尿、水肿，即发生妊娠高血压疾病，严重时可发生抽搐、心肝肾脑和凝血功能的严重损害，导致胎儿生长缓慢、宫内缺氧、胎死宫内、早产等。

测身高、体重：计算体质指数（BMI），监测体重增长，并做好孕期体重管理。

听诊、触诊检查：检查是否有合并内外科疾病。

盆腔检查：检查是否有生殖器官疾患。一般在孕早期 3 个月内检查。

指导孕妇配合产前检查，提醒注意事项，不能简单以 B 超代之。

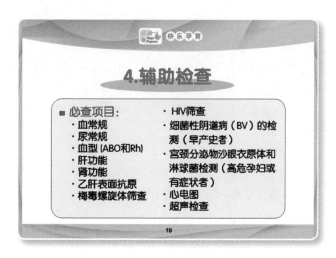

4.辅助检查

■ 必查项目：
- 血常规
- 尿常规
- 血型 (ABO和Rh)
- 肝功能
- 肾功能
- 乙肝表面抗原
- 梅毒螺旋体筛查
- HIV筛查
- 细菌性阴道病（BV）的检测（早产史者）
- 宫颈分泌物沙眼衣原体和淋球菌检测（高危孕妇或有症状者）
- 心电图
- 超声检查

19

● 建议检查项目：
空腹血糖测定或75g口服葡萄糖耐量试验（OGTT）
丙型肝炎病毒（HCV）筛查
宫颈脱落细胞学检查（孕前12个月未检查者）

20

三、孕中期检查

时间：14~19^{+6}周、20~24周、25~28周
1. 询问病史
2. 体格检查
3. 辅助检查

21

孕前 6 个月已查的项目，除前两项外，可以不重复检查。

这些检查主要是为了排除内科合并症和并发症。血型是基本项目，以防发生产科急诊需要输血时备用。

梅毒、艾滋病和乙型肝炎都是传染性疾病，除了通过血液和性行为传播以外，还可以通过胎盘母婴垂直传播。

超声检查：孕早期确定宫内妊娠、孕周、胎儿是否存活、胎儿数目、子宫附件等情况。在妊娠 11 ~ 13 周测量胎儿颈后透明层厚度，以评估胎儿发育。

卫生部公布的妊娠期糖尿病（GDM）诊断标准，强调妊娠期首次检查应进行血糖检测，将孕前漏诊的糖尿病患者及时诊断出来。如果正常则在孕 24 ~ 28 周进行 75gOGTT 检查，以筛查有无 GDM 的存在。

丙肝是一种病毒性肝炎，人群中的感染率大约为 3%，主要通过血液、体液、性行为和母婴传播。与乙肝不同的是，丙肝目前还没有在分娩时阻断母婴传播的办法，也没有预防性疫苗。如果阳性要转诊至传染科治疗，丙肝目前可以达到临床治愈。

目前研究已经证实子宫颈癌的发生与高危型的 HPV 感染有关，如果定期进行宫颈癌筛查，可早期发现和处理宫颈病变。我国宫颈癌筛查策略将筛查对象定为 20 ~ 65 岁妇女，每年至少进行一次宫颈脱落细胞学检查。利用产前检查来做此项筛查是一个非常好的机会，特别是对孕前 1 年内未进行筛查者。

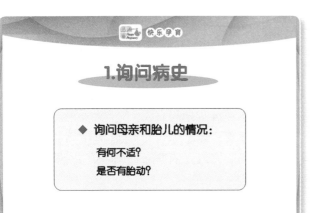

胎动：孕妇大约在孕 18 ～ 20 周开始自觉胎动，没有经验的初产妇或体胖的孕妇，可能推迟到 20 周才会感觉到。孕 28 周后，可以在腹壁上看到或摸到胎动。在一天之中，胎动常在晚 6 点 ～ 晚 10 点较活跃，在清晨则胎动相对较少。一直到临产前。胎动是胎儿在子宫内的活动。正常胎动是胎儿情况良好的一种表现。而胎动异常（增多或减少），则预示胎儿可能遇到困难或危险。

若胎动次数在短时间内明显增加，或下降到每 12 小时 20 次以下（或只有原来基础上的一半），或每小时胎动少于 3 次，有多种可能发生，如脐带绕颈、胎盘功能障碍，或是母亲用药不当、外界不良刺激等导致胎儿缺氧。这时，需要立即请医生采取措施处理。

测体重和宫高：监测孕妇体重增长情况和胎儿发育。

注意检查孕妇双下肢是否出现水肿。

妊娠图：在每次产前检查时，测量子宫底高度，并将每次测得的数值绘在相应孕周的宫高线上，然后连成曲线，并与标准曲线上相对应孕周的宫高进行比较，监测胎儿生长是否正常。

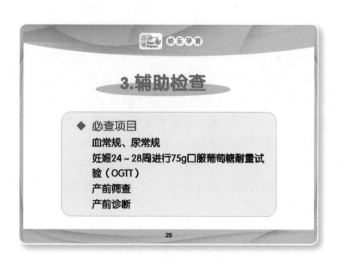

目前我国巨大儿和妊娠期糖尿病均出现上升趋势，因此孕期开展糖尿病的筛查十分重要。

注意：B超筛查主要是检查胎儿发育形态是否有异常，虽然B超技术不断发展，但不能保证所有畸形都能被发现，特别是细小的畸形。胎儿系统超声筛查在妊娠18～24周期间完成，筛查胎儿的严重畸形。

产前筛查：唐氏综合征的血清学筛查在妊娠15～21周期间完成，依据筛查风险值决定是否进行产前诊断。

产前诊断：常用方法包括绒毛活检术和羊水穿刺术。

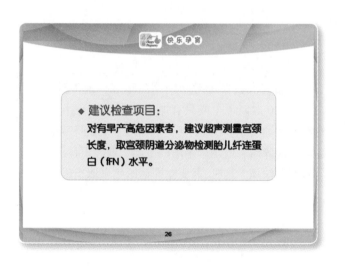

早产高危因素包括：家族遗传、既往早产史、生殖道感染/宫内感染、宫颈发育不良、多胎妊娠等因素。

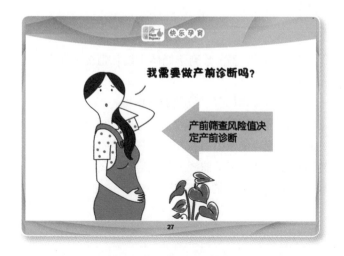

产前诊断：常用方法包括绒毛活检术和羊水穿刺术。羊水穿刺检查一般在孕19～23周进行。

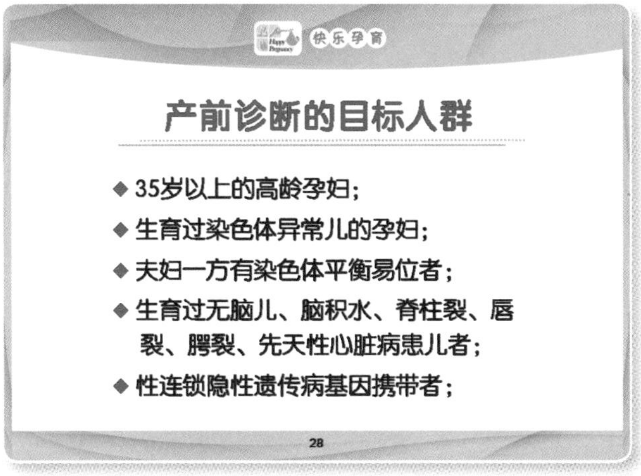

产前诊断的目标人群

- ◆ 35岁以上的高龄孕妇；
- ◆ 生育过染色体异常儿的孕妇；
- ◆ 夫妇一方有染色体平衡易位者；
- ◆ 生育过无脑儿、脑积水、脊柱裂、唇裂、腭裂、先天性心脏病患儿者；
- ◆ 性连锁隐性遗传病基因携带者；

28

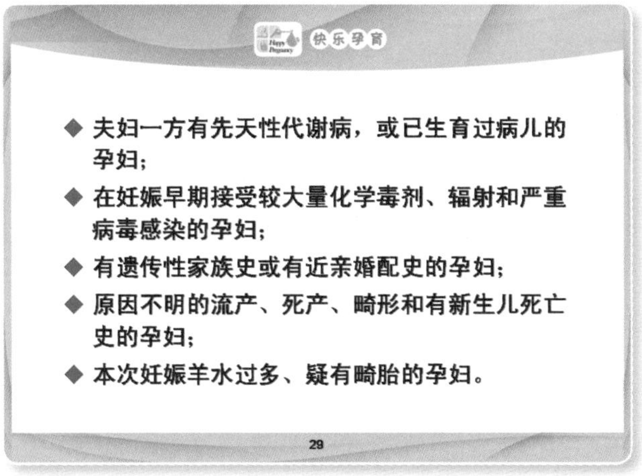

- ◆ 夫妇一方有先天性代谢病，或已生育过病儿的孕妇；
- ◆ 在妊娠早期接受较大量化学毒剂、辐射和严重病毒感染的孕妇；
- ◆ 有遗传性家族史或有近亲婚配史的孕妇；
- ◆ 原因不明的流产、死产、畸形和有新生儿死亡史的孕妇；
- ◆ 本次妊娠羊水过多、疑有畸胎的孕妇。

29

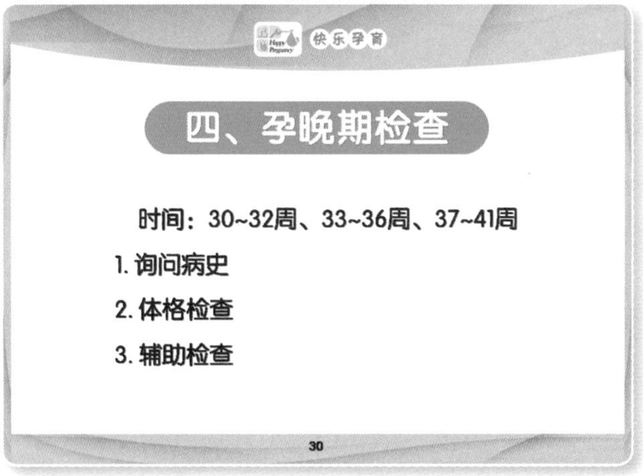

四、孕晚期检查

时间：30~32周、33~36周、37~41周

1. 询问病史
2. 体格检查
3. 辅助检查

30

快乐孕育 孕妇学校高级教程

1.询问病史

◆ 询问母亲和胎儿的情况：
有何不适？
是否有胎动？

31

2.体格检查

◆ 常规身体检查（必查项目）
测量血压、体重、宫高和胎心
检查下肢是否有水肿等
◆ 绘制妊娠图
◆ 骨盆检查评估产道

32

常规体检：测量血压、体重、宫高、胎位、胎心，并计算孕期增重，绘制妊娠图。

3.辅助检查

◆ 必查项目
血常规、尿常规
超声检查：胎儿生长发育情况、
羊水量、胎位、胎盘位置

33

备查项目：早产高危者，超声测量宫颈长度，取宫颈阴道分泌物检测胎儿纤连蛋白（fFN）水平。

妊娠 35 ～ 37 周 B 族链球菌 (GBS) 筛查：具有高危因素的孕妇（如合并糖尿病、前次妊娠出生的新生儿有 GBS 感染等），取肛周与阴道下 1/3 的分泌物培养。这种检查会减少母亲宫内感染和新生儿感染的风险。

妊娠 32~34 周肝功能、血清胆汁酸检测：妊娠期肝内胆汁淤积症（ICP）高发病率地区的孕妇。

妊娠 34 周开始电子胎心监护（无负荷试验，NST）检查：高危孕妇。

心电图复查：高危孕妇。

胎心监护：是应用胎心率电子监护仪将胎心率曲线、宫缩压力波形以及胎动情况记录下来供临床分析的图形，是评估胎儿宫内状况的主要检测手段。采用微波技术，对胎儿没有危害。目前在临床上普遍使用，但假阳性率较高。

高危妊娠的定义：本次妊娠对孕产妇及胎婴儿有较高危险性，可能导致难产或危及母婴健康的疾病。

具有高危妊娠因素的孕妇，称为高危孕妇，需要增加产前保健的次数和内容。

高危妊娠的范畴：具有下列情况之一者属高危妊娠：

（一）年龄＜18 岁或＞35 岁；

（二）有异常孕产史者，如流产、早产、死胎、死产、各种难产及手术产、新生儿死亡、新生儿溶血性黄疸、先天缺陷或遗传性疾病；

（三）妊娠期接触有害物质，如放射线、同位素、农药、化学毒物、一氧化碳中毒及服用对胎儿有害药物；

（四）母婴血型不合；

（五）孕期出血，如前置胎盘、胎盘早剥；

（六）妊娠期高血压疾病、妊娠期糖尿病；

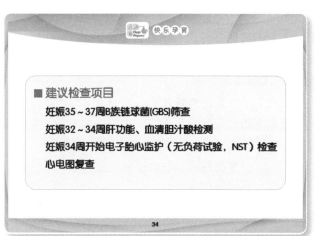

■ 建议检查项目
妊娠35～37周B族链球菌(GBS)筛查
妊娠32～34周肝功能、血清胆汁酸检测
妊娠34周开始电子胎心监护(无负荷试验，NST)检查
心电图复查

五、高危妊娠

1. 哪些孕妇属于高危孕妇
2. 哪些孕妇容易发生妊娠期高血压疾病
3. 哪些孕妇容易发生妊娠期糖尿病
4. 哪些孕妇容易发生早产

我属于高危妊娠吗？

1. 哪些孕妇属于高危孕妇

◆年龄＜18岁或＞35岁；
◆有异常孕产史者；
◆妊娠期接触有害物质；
◆母儿血型不合；
◆孕期出血；
◆妊娠期高血压疾病、妊娠期糖尿病；

◆ 妊娠合并内科疾病；

◆ 早产或过期妊娠史；

◆ 胎位、胎盘及脐带异常；

◆ 产道异常（包括骨产道及软产道）；

◆ 多胎妊娠，羊水过多、过少；

◆ 辅助生殖；

◆ 曾患或现患有生殖器官肿瘤者等。

37

（七）妊娠合并内科疾病，如心脏病、肾炎、病毒性肝炎、重度贫血、病毒感染（巨细胞病毒、疱疹病毒、风疹病毒）等；

（八）早产或过期妊娠；

（九）胎位、胎盘及脐带异常；

（十）产道异常（包括骨产道及软产道）；

（十一）多胎妊娠，羊水过多、过少；

（十二）辅助生殖；

（十三）曾患或现患有生殖器官肿瘤者等。

2.哪些孕妇容易发生妊娠期高血压疾病

- 初产妇；
- 孕妇年龄过小或大于35岁；
- 多胎妊娠；
- 妊娠期高血压病史及家族史；
- 慢性高血压；
- 慢性肾炎；
- 抗磷脂抗体综合征；
- 糖尿病；
- 肥胖；
- 营养不良；
- 低社会经济状况。

38

有这些高危因素的孕妇容易发生妊娠期高血压疾病，但并不意味着一定会发生，因此不必紧张。多数病例在怀孕期出现一过性高血压、蛋白尿症状，分娩后即随之消失。

3.哪些孕妇容易发生妊娠期糖尿病

- 糖尿病家族史，尤其是一级亲属（父母、兄弟姐妹）；
- 年龄＞30岁，特别是35岁以上；
- 肥胖或超重，孕前BMI＞24；
- 巨大儿分娩史；
- 无原因反复流产史；
- 死胎、死产；
- 孕期反复患外阴阴道念珠菌病（VVC）；
- 胎儿畸形史；
- 孕期胎儿比实际孕周偏大或羊水过多。

39

怀孕期间的糖尿病有两种情况，一种为怀孕前已有糖尿病的患者怀孕，又称糖尿病合并妊娠；另一种为怀孕前糖代谢正常或有潜在糖耐量减退，怀孕期才出现或发现糖尿病，又称妊娠期糖尿病。

如有上述情况，一定要注意饮食、实时监测血糖。

4.哪些孕妇容易发生早产

- 有过早产史、晚期流产史或本人为早产儿；
- 年龄<18岁或>40岁；
- 有妊娠并发症；
- 无产前保健，经济状况差；
- 吸烟、吸毒或酗酒者；

40

有这些高危因素的孕妇容易发生早产，但并不意味着一定发生早产，因此不必紧张。

主要的妊娠合并症：妊娠高血压疾病、胎膜早破等。

- 孕期长期站立，特别是每周站立超过40小时；
- 有生殖道感染/性传播感染或高危史者；
- 多胎妊娠；
- 助孕技术后妊娠（试管婴儿、体外受精）；
- 生殖系统发育畸形等。

41

生殖道感染/性传播感染包括细菌性阴道病、滴虫性阴道炎、沙眼衣原体或淋病宫颈炎、妊娠梅毒等。

六、妊娠期需特别注意的情况

妊娠期如果出现以下情况要及时就医：

1. 阴道流血
2. 阴道流液
3. 头痛、头晕
4. 视物不清
5. 恶心、呕吐
6. 腹痛
7. 心慌气短
8. 尿少
9. 浮肿
10. 胎动减少或消失
11. 其他任何不适

42

医生会根据个人情况进行常规检查和特殊检查。

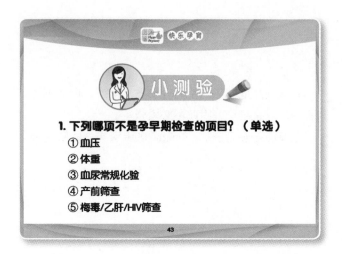

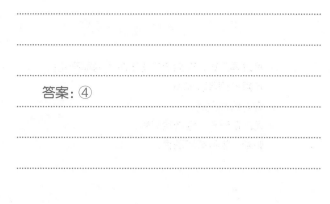

答案：④

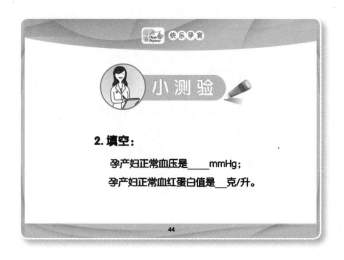

答案：正常血压：＜ 140/90 mmHg

正常血红蛋白值：≥ 110 克／升

第二讲 孕期生活方式

孕期保持良好的生活方式，是获得母婴健康结局的基本保障。

怀孕十月是妇女一生中一个特殊的时期，为了胎儿的健康发育，孕妇需要改变一些不良的生活方式。

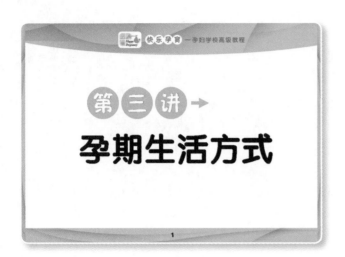

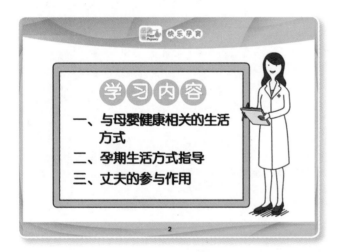

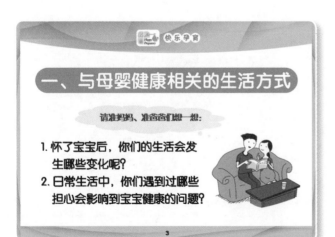

快速反应（头脑风暴），提示目标人群怀孕对于大多数孕妇来说，是个正常、健康的生理过程，注意采纳健康的生活方式对于获得良好妊娠结局至关重要。

了解孕妇（包括准爸爸）在日常生活中最关心的问题，在讲课过程中应重点关注并解答；对于一些容易忽视或存在误解的问题，也应给予特别提示。

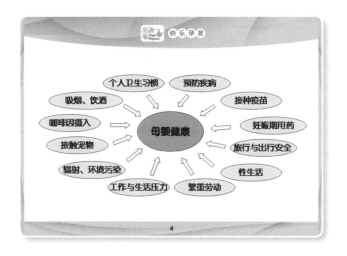

二、孕期生活方式指导

1. 怀孕后的衣、食、住、行
2. 保持良好的个人卫生习惯
3. 孕期戒烟、避免被动吸烟机会
4. 孕期戒酒、避免酗酒
5. 减少咖啡因的摄入
6. 不要密切接触宠物

7. 尽量避免辐射照射
8. 避免接触环境中的有毒有害物质
9. 减轻工作压力、避免繁重劳动
10. 安全、适度享受性生活
11. 预防疾病，患病后在医生指导下用药
12. 孕妇接种疫苗的原则
13. 避免长途旅行、注意出行安全

孕期与母婴健康相关的生活方式：

个人卫生习惯：洗澡、洗外阴、换洗衣物、刷牙、漱口等；

吸烟、饮酒：戒烟，避免被动吸烟，避免长期、大量饮酒；

咖啡因摄入：尽量减少或避免摄入含咖啡因的食物和饮料；

接触宠物：避免家中饲养宠物，尽量减少与宠物接触的机会；

辐射、环境污染：避免长期暴露在辐射或污染环境中，脱离有毒有害工作环境；

工作与生活压力：主要指心理方面的压力，如工作紧张、家庭矛盾与生活、经济压力等；

繁重劳动：避免重体力劳动，特别是负重的工作，也包括繁重的家务劳动；

性生活：在孕期如何保持夫妻间的亲密关系，可以进行适度、安全的性生活；

旅行与出行安全：避免长途旅行，平时注意出行的交通安全；

妊娠期用药：在医生指导下，慎重选择对症用药；

接种疫苗：如无特殊情况，尽量不要在孕期接种；必须接种疫苗时，应咨询医生；

预防疾病：孕期预防感染性疾病，如呼吸道、胃肠道及生殖道感染，注意食品卫生安全。

1. 怀孕后的衣、食、住、行

衣：宽松舒适、柔软透气；
　　夏季凉爽、冬季保暖；
　　随乳房变化，及时调换适合的胸罩；
　　选择松紧带或系带裤子、松口袜子；
　　可选择特殊功能设计的孕妇鞋或软底休
　　闲鞋。

7

内衣：妊娠期乳房会有所增大，孕妇应及时调换围度和罩杯合适的胸罩，不宜过紧或过松，又能起到良好的支撑作用，防止乳房下垂。哺乳期可选择哺乳胸罩。

孕妇鞋：防滑、减震、鞋底较宽、软硬适中、鞋跟约 2cm，孕妇不宜穿无跟平底鞋，不利于承受身体重心的变化，要注意保护足弓形态，鞋底不宜过软。

孕晚期身体易发生水钠潴留，下肢水肿，宽松的裤子和松口袜子，有助缓解水肿、避免静脉曲张。

食：膳食清淡、适口，少食多餐；
　　保证摄入足量富含碳水化合物的食物；
　　多摄入富含叶酸的食物并补充叶酸；
　　适当增加鱼、禽、蛋、瘦肉、海产品及奶类
　　的摄入；
　　吃含铁丰富的食物。

8

孕期不仅要合理均衡膳食，还要注意适量身体活动，维持体重的适宜增长和戒烟、禁酒，少吃刺激性食物。

根据孕前体重和孕期增重等情况，随时调整饮食；在医生指导下补充叶酸、钙、铁；孕妇可根据三餐的营养摄入情况，适当选择少量零食，如：核桃仁、瓜子仁等坚果，全麦面包、原味饼干、新鲜水果、原味酸奶等，应避免摄入含过多油脂、糖分和钠盐的零食。

提醒孕妇注意食品安全。

住：保持居住环境空气清新，每天通风换气，不宜住在新
　　装修的房间中；
　　每天保证充足睡眠8小时（最好能午睡），尽量避免仰
　　卧位，多采用侧卧位，以舒适为宜；
　　如因双胎等子宫过度膨大，可适当抬高头部。

侧卧位

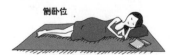

9

侧卧位：怀孕后子宫多有不同程度的右旋，左侧卧位有助增加胎盘血供；

仰卧位：增大的子宫会压迫下腔静脉，下肢静脉血液回流受阻，会加重下肢水肿、静脉曲张。

快乐孕育

行：如没有孕期并发症/合并症，孕期可正常出行，但
应避免长途旅行；
根据自身体能情况，每天进行不少于30分钟的低
强度身体活动；
外出活动应尽量避开拥挤、嘈杂的公共场合；
外出时最好随身携带记录有孕期情况的保健手册。

10

孕妇应根据自身体能情况，每天最好是 1 ~ 2 小时的户外活动，如散步、做操等。

快乐孕育

2. 保持良好的个人卫生习惯

- 孕期勤洗澡，涂抹润肤油保护皮肤；
- 每日清洗外阴、不要冲洗阴道；
- 勤换衣物，每日换洗内裤；
- 孕妇尽量少化妆或不化妆，
  避免烫发、染发、涂指甲油；
- 每天用软毛牙刷早晚刷牙，
  餐后漱口。

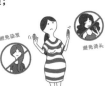

11

被动吸烟（"二手烟"）：除增加胎儿生长受限、早产、低出生体重的风险外，有研究发现还可能与儿童期多动症有关。

"三手烟"：残留在衣服、家具、墙壁、地面甚至头发、皮肤等表面的烟草残留物，对婴幼儿健康的影响日益引起关注。

有研究表明，残留在衣服和家具上的香烟气味可被人体吸收，随通风和污染程度的不同，香烟的残留气味可持续数小时、数天甚至数月。

在吸烟环境中生长的婴儿，更易患呼吸道感染性疾病。国外研究报道，父母常在其身边吸烟的婴儿体内尼古丁含量最高，多于不吸烟家庭婴儿近 50 倍；父母在室外吸烟，婴儿体内的尼古丁含量也比不吸烟家庭的婴儿高 7 倍。

快乐孕育

3. 孕期戒烟、减少被动吸烟机会

- 有吸烟习惯的女性，从准备怀孕起即应戒烟；
- 吸烟的准爸爸，最好能为即将出生的宝宝戒烟，
  不能戒烟者至少不应在孕妇面前吸烟；
- 孕妇应尽量避开有人吸烟的环境，
  减少被动吸烟；
- 如果家中有人吸烟，应注意开窗
  通风，勤换洗吸烟者的衣物，及
  时清理烟灰缸。

12

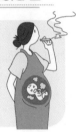

烟草对孕妇和胎婴儿的危害

■ 烟草中的有毒物质会进入胎盘，影响胎儿生长发育，增加胎儿生长受限、流产、早产、低出生体重、先天性唇腭裂等发生的风险，甚至可导致新生儿死亡。

13

无论男方还是女方孕前吸烟都可能增加下一代发生畸形的危险。如果怀孕前夫妻双方或一方经常吸烟，烟草中的有害成分会通过血液循环进入生殖系统，直接或间接地发生毒性作用。

4. 孕期戒酒、避免酗酒

■ 有饮酒习惯的女性，应从准备怀孕开始戒酒；
■ 怀孕后最好不要饮用任何含有酒精的酒类饮料；
■ 要避免怀孕后经常饮酒、酗酒；
■ 孕早期在不知怀孕的情况下，偶尔少量饮酒不必过于担心，应及时咨询医生。

14

女方孕前饮酒（包括男方）都可能影响受孕和下一代的健康。酒精可导致内分泌功能紊乱，夫妻双方或一方经常饮酒、酗酒，将影响精子或卵子的发育，造成精子或卵子的畸形，受孕时形成异常受精卵，影响受精卵顺利着床和胚胎发育，甚至导致流产。

孕妇饮酒的危害

■ 胎儿酒精综合征：孕妇饮酒过多所致出生婴儿以智力发育受损为主的中枢神经系统功能障碍及发育障碍性疾病。
■ 在未知怀孕的情况下，孕妇偶尔少量饮酒不必过于紧张，请及早咨询医生，一般不会对胎儿产生严重不良影响。

15

胎儿酒精综合征：孕妇饮酒过多所致出生婴儿以智力发育受损为主的中枢神经系统功能障碍及发育障碍性疾病。患儿发育不良，体重低、呈特殊面容，还可伴有其他畸形。

孕妇每天饮酒 150 克，可导致 1/3 的婴儿发生酒精综合征，另有 1/3 婴儿患有不同程度的精神障碍。

欧洲发生率 0.18%，美国 0.22%，我国目前无患病率数据。

5. 减少咖啡因的摄入

- 有喝咖啡习惯的女性，怀孕后应尽量减少咖啡的摄入量（每天不超过1杯）；
- 咖啡因的摄入越少越好，尽量不喝咖啡和含咖啡因的饮料是最安全的选择。

16

咖啡因：研究显示咖啡因可导致中枢神经系统兴奋，烦躁不安、呼吸加快、心动过速、失眠等不良反应。

咖啡因可通过胎盘进入胎儿体内，影响胎儿骨骼发育，还可危及胎儿大脑、心脏等重要器官，导致出生缺陷、早产、低出生体重等。

建议孕妇限制咖啡因的摄入量，避免继续饮用含咖啡因的饮料。

有研究提示每天饮用 150～300 毫克的咖啡因对妊娠结局没有不良作用。

可乐类的饮料除咖啡因外，还含有影响骨骼形成和钙化的磷类物质，以及香精、色素等，孕妇和儿童均不宜饮用。

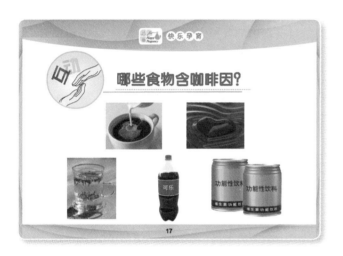

哪些食物含咖啡因？

17

除咖啡外，茶、可乐、巧克力、某些功能性饮料和一些解热镇痛类药物中都含有咖啡因。

6. 不要密切接触宠物

- 孕妇应慎重饲养宠物，尽量避免与宠物密切接触；
- 如果家中养猫，应避免接触到猫的粪便，包括可能被猫粪便污染过的器具；
- 与宠物一般接触后，应注意洗手，不必过于担心。

18

饲养宠物：猫和猫科动物是弓形虫的终宿主，感染的猫粪便里排出弓形虫的囊合子，是病原的传播来源。孕期养猫有可能感染弓形虫，对胎儿造成严重不良影响。

接触其他宠物也可能感染人畜共患病，可导致胎儿畸形或感染后引发孕妇高热等情况而造成不良妊娠结局。

宠物狗应按时注射疫苗，一般不会对孕妇和胎儿造成危害。

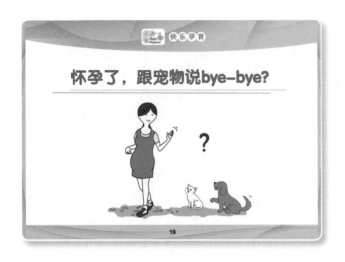

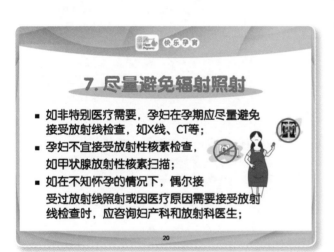

美国国立感染研究院提出的孕期预防弓形虫指南提示：孕期养猫应做到避免接触可能被猫粪便污染过的器具，清理猫粪便盒时应戴手套，用沸水将猫的粪便盒消毒5分钟以上。

医疗照射包括X线、CT等，是人们容易接触到的电离辐射。孕妇受大剂量射线照射可引起流产、早产、先天畸形或发育障碍等。

辐射风险与孕妇受辐射的时期、被照射的时间和剂量均有关，一般的医疗照射除放射性核素检查外，致畸危险均非常小。正确评估电磁辐射的风险，要综合考虑受辐射时间和剂量两个因素。辐射风险在孕早期最严重，孕中期次之，孕晚期相对不明显。

辐射剂量一般存在"阈值"，只有在孕早期，当孕妇接受辐射的暴露水平高于阈值时，才有可能发生致畸作用，孕中晚期则可能导致发育障碍。目前比较公认的孕期辐射阈值，大约相当于20次腹部射片，或1000次以上的胸片照射，因此接受一般的医疗照射，包括X线、CT、核磁等致畸的危险均非常小。

放射性核素检查（如甲状腺扫描）后，放射性核素进入体内形成内照射，可在一段时间内对机体产生持续的电离辐射作用。

还有研究显示，孕期接受辐射可能会增加儿童期肿瘤的危险。

各种电器在使用时，周围都会产生电磁辐射，多属于低频、低强度的辐射，长期慢性累积到一定程度，可出现神经衰弱综合征、自主神经系统功能紊乱，以及造血和免疫系统的改变。

目前研究较多的是孕妇使用电热毯可导致自然流产率增高、胎儿生长受限，并影响到胎儿心脏、神经、骨骼等的发育。

电脑与自然流产和胎儿先天缺陷的关系，目前还没有肯定的研究结论。建议孕妇不宜长时间使用电脑，身体疲劳也不利于胎儿发育。手机在接通的瞬间辐射相对最强，建议接通后再拿到耳边接听。

防辐射服：对辐射的屏蔽作用有待商榷，孕妇更应注意日常防护。

选择符合卫生标准的家庭装修材料；新装修的居室或增添新家具后，要适当通风一段时间后再入住；如装修后很长时间室内仍有异味，最好进行室内空气质量的检测；居室内应经常通风换气，保持室内空气清新。选用符合卫生标准的合格化妆品；使用化妆品有不良反应时，如局部发痒、刺痛等，应立即停止使用；化妆品中重金属毒物在体内有蓄积作用，还可通过胎盘、乳汁传给胎婴儿；长期化妆、染发和烫发的妇女，孕前即应停用含铅、汞的化妆品，孕妇不宜使用染发剂、烫发精、指甲油等特殊用途的化妆品。

---

8. 避免接触环境中的有毒有害物质

- 孕期避免家庭装修或居住在刚装修完的房间内；
- 大多数洗涤剂在怀孕期间可安全使用，使用时可戴手套、保护皮肤，并注意标签上的警告提示；
- 孕妇慎用含有铅、汞或激素类的化妆品，孕期不宜使用染发剂、烫发精、指甲油等化学产品；

22

工作或生活环境中长期接触有毒有害物质，如甲醛、苯、甲苯、二甲苯、汞、含铅制品、农药、化肥、抗肿瘤药等化学制剂，或者高温、噪声、振动等物理因素，可增加流产、早产、低出生体重、妊娠高血压疾病和胎儿畸形等的风险。

- 孕妇不宜从事暴露于放射性或接触有毒有害化学物质的工作，如接触铅、汞、苯、甲醛、农药、杀虫剂、抗肿瘤药等；
- 避免在高温、噪声、强烈振动等有害物理环境中工作；
- 空气污染严重时，尽量减少外出活动
- 减少接触烹饪油烟。

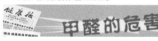

23

孕妇从事重体力劳动，可导致流产、早产及新生儿低出生体重等情况的发生。

在孕期做家务时，也应避免弯腰、深蹲等姿势及负重。

---

9. 减轻工作压力、避免繁重劳动

- ◆ 工作与生活压力：主要指心理方面的压力，如工作紧张、家庭矛盾与生活、经济压力等。
- ◆ 繁重劳动：避免重体力劳动，特别是负重的工作，也包括繁重的家务劳动。

24

10. 安全、适度享受性生活

◆ 大多数孕妇在孕期都可以享有安全、适度的性生活；
◆ 孕早期和孕晚期应适度减少性生活；
◆ 性生活前后注意清洗外阴，预防生殖道感染；
◆ 性生活应采用避免直接压迫到腹部的姿势；
◆ 避免刺激乳头，以免引发宫缩导致流产或早产；
◆ 最好使用避孕套或体外射精，减少孕期感染机会。

25

11. 预防疾病，患病后在医生指导下用药

◆ 预防感染性疾病
预防呼吸道感染性疾病
预防生殖道感染性疾病
预防胃肠道感染性疾病

26

◆ 患病后在医生指导下用药
妊娠期不要随便服用药物，滥用药物可对胎儿造成危害；
孕妇生病后不必拒绝服药，应在医生指导下权衡利弊，选择对胎儿没有影响或影响较小的药物治疗；
中药中含有一些不确定的成分，孕期服用中药也应严格把握适应症。

27

研究显示，孕期性生活与早产没有明确关系，大多数孕妇在孕期都可以享有安全、适度的性生活；如有前置胎盘、先兆早产等特殊情况，则应禁止性生活。国内专家普遍建议，孕早期和孕晚期宜适度减少性生活。精液中含有前列腺素成分，对极少数孕妇可能诱发流产或早产。

如果夫妻双方对孕期性生活存在不同的观念、态度，应积极沟通，灵活掌握，选择双方均可接受的性行为方式。

强调丈夫应尊重孕妇的意愿，避免孕期家庭暴力特别是性暴力行为。

预防呼吸道感染性疾病：避免去人多拥挤的公共场所，冬春季节注意防寒保暖，积极锻炼，增强抵抗力，预防感冒及其他呼吸系统疾病。

预防生殖道感染性疾病：注意个人卫生，勤洗澡，每天用清水清洗外阴，更换内裤，性生活时可使用安全套预防生殖道感染。

预防胃肠道感染性疾病：饭前便后要洗手，避免食用不洁食物。

美国药物和食品管理局根据药物对母体的益处和胎儿的风险将其分为5类（A、B、C、D、X）。

A类：对照研究显示无害。已证实此类药物对胎儿是安全的，无不良影响。

B类：对人类无危害证据。未证实对胎儿有害或尚无充分研究。

C类：不能除外危害性。人类缺乏对照研究，用药对孕妇的益处大于对胎儿的危害。

D类：对胎儿有害。证实对胎儿有害，但对孕妇的益处超过对胎儿的危害。

X类：妊娠期禁用。对胎儿的危害程度超过对孕妇的益处。

受精后两周内（末次月经后28天内），药物对胚胎的影响是"全或无"，即或者导致胚胎死亡，或者不会产生任何影响。

孕妇服药前，应仔细阅读药品说明书，注意孕妇"禁用"或"慎用"的提示；

早孕期在不知怀孕的情况下，偶尔服用过药物不必过于担心，应咨询医生。

28

提醒孕妇：向医生咨询时，应提供药物的名称、成分、服用剂量和时间，医生应根据循证依据给予建议。

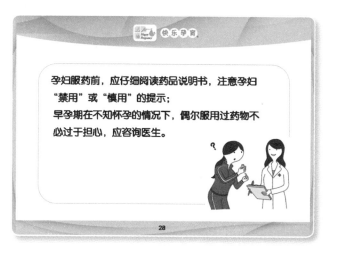

12. 孕妇接种疫苗的原则

◆ 孕妇不能接种活疫苗，如：麻疹、腮腺炎、水痘、风疹疫苗；

◆ 对于有慢性疾病或患病高危因素的孕妇，孕期可以在医生指导下接种灭活疫苗或类毒素疫苗，如：流感疫苗、破伤风类毒素疫苗、狂犬病疫苗。

29

准备怀孕的妇女可在孕前筛查风疹抗体 IgG，如阴性，可注射风疹疫苗；若没有患风疹病史，也可直接注射风疹疫苗。注射风疹疫苗后，建议 3 个月才可以怀孕。

孕前如接种乙肝疫苗，应在接种完 3 针，确认抗体阳性后再怀孕。

孕妇可以接种流感疫苗，但流感疫苗不能预防普通感冒。

孕妇接种疫苗应尽量避开孕早期。

孕妇受外伤，如有污染且比较深的伤口，应立即就医，并由医生确认是否需要注射破伤风疫苗。

---

13. 避免长途旅行、注意出行安全

◆ 避免易导致身体疲劳的长途旅行；

◆ 孕妇出行，最好随身携带记录有孕期情况的保健手册。

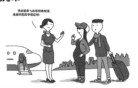

30

孕期旅行最好安排在孕中期，孕晚期尽量避免乘坐飞机旅行，大多数航空公司规定孕晚期孕妇乘机需出具医生证明。

乘坐飞机、火车时，尽量选择靠近过道的座位，方便起身活动。

在保证安全的前提下，适当活动身体或抬高小腿，促进血液循环，预防静脉血栓。

飞机、火车上的卫生间空间都相对狭小，孕妇使用应注意安全扶稳。

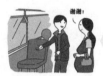

◆ 日常出行注意交通安全，选择相对安全、舒适的交通工具；
◆ 乘坐公交车要时刻扶稳把手，以免在急刹车或上下车时摔伤。

31

◆ 孕妇尽量不要自驾车，特别是在孕晚期；
◆ 如需驾车或乘坐汽车时，应随时系好安全带，注意安全带不要压迫到腹部。常用的三点固定式安全带，应分别跨越子宫上方和下方。

32

三、丈夫的参与作用

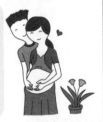

1. 准爸爸应逐渐转变、适应自己的新角色
2. 主动戒烟戒酒，尽量采纳健康的生活方式
3. 从心理上安抚妻子，缓解紧张压力和不良情绪
4. 从生活上照顾妻子，分担更多家务劳动

33

课堂提问：希望丈夫做些什么？
鼓励丈夫积极参与，聆听孕妇的心声。

5. 陪妻子做产前检查，参与孕妇学校课程的学习

6. 和孕妇一起了解有关孕育、分娩和照料宝贝的知识

7. 同孕妇一起散步活动，体谅并帮助行动不便的妻子

8. 和妻子共享安全、舒适的亲密性生活

9. 帮助准备妻子分娩和新生儿使用的必需物品

34

可采用角色扮演的形式

小测验

1. 下列哪项不是孕妇吸烟可能导致的危害？（单选）
   ① 胎儿生长受限　　② 流产、早产
   ③ 低出生体重　　　④ 多指畸形
   ⑤ 先天性唇腭裂

35

答案：④

小测验

2. 下列关于孕妇饮酒的说法，哪一项是不正确的？（单选）
   ① 酒精可通过胎盘进入婴儿体内
   ② 目前还没有孕期酒精的安全饮用量标准
   ③ 孕早期偶尔少量饮酒有可能导致胎儿酒精综合征
   ④ 孕期应避免长期大量饮酒
   ⑤ 孕期饮酒可对胎儿造成终生、不可逆的身体、心理和行为损害

36

答案：③

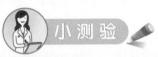

3. 下面有关辐射照射的说法哪一项是正确的?（单选）
① 孕妇接受过一次X线检查，即可导致胎儿先天畸形
② 家用电器不宜集中摆放，最好不在孕妇房间中摆放过多电器
③ 使用电热毯先加热后关闭电源，孕妇睡在上面仍可导致胎儿生长受限
④ 家用电器均可产生高频、高强度的辐射
⑤ 孕妇在医疗需要时可以接受CT、核磁和放射性核素检查

37

答案：②

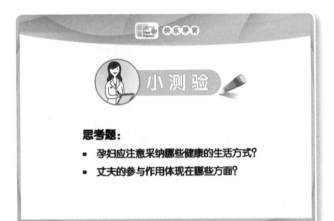

思考题：

• 孕妇应注意采纳哪些健康的生活方式?

• 丈夫的参与作用体现在哪些方面?

38

由孕妇与丈夫共同讨论回答，掌握重点内容。

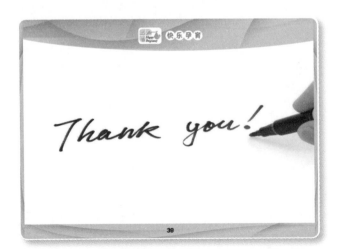

39

第四讲 孕产期心理保健

妊娠、分娩和哺乳是妇女人生中的一个特殊时期和经历，不仅会出现身体和生理变化，还会出现一系列的心理反应。

目前研究已发现良好的心理状态，对孕产妇和胎婴儿的健康均有积极促进的作用。孕产妇的心理健康越来越受到社会的关注。

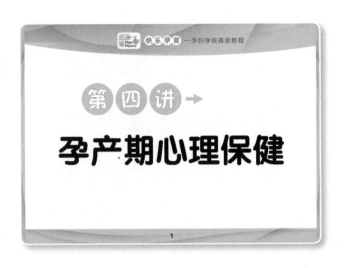

世界卫生组织对健康的定义：健康是身体上、精神上和社会适应上的完好状态，而不仅仅是没有疾病或者不虚弱。

心理健康问题已经越来越引起人们的关注和重视。孕产期心理保健应逐步纳入到孕产期常规保健的工作内容中。

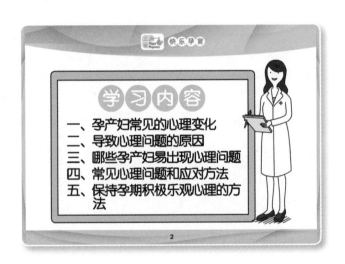

本节课的目的是与孕产妇及丈夫共同讨论如何早期发现和缓解消极情绪或心理问题，以便获得孕产妇和胎婴儿的良好健康结局。

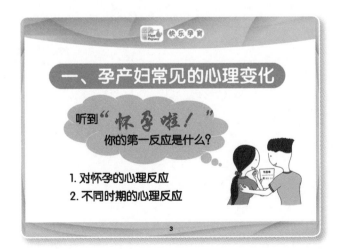

现场提问孕妇，如果有丈夫参与，也可以听听丈夫的答案。

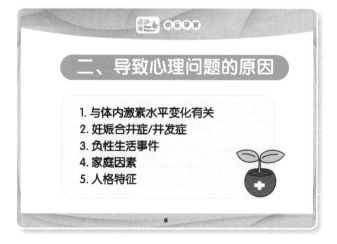

1.对怀孕的心理反应

■ 惊喜	■ 意外	■ 失眠
■ 接纳	■ 怕羞	■ 多疑、敏感
■ 珍惜	■ 爱被分享	■ 拒绝
■ 期待	■ 担心体形	■ 顾虑和担忧
		■ 忧郁和抑郁
		■ 恐惧和焦虑

4

2.不同时期的心理反应

■ **早期**：惊喜、**害怕**、**多疑**、**失眠**、接受与排斥
■ **中期**：接受、期盼、幻想、幸福感、**被束缚感**
■ **后期**：出生准备、**失眠**、**焦虑**、**紧张**、**烦躁**
■ **产褥期**：幸福感、**产后忧郁**、**抑郁**、**焦虑**

红字标出的部分为消极心理反应或异常情绪

5

二、导致心理问题的原因

1. 与体内激素水平变化有关
2. 妊娠合并症/并发症
3. 负性生活事件
4. 家庭因素
5. 人格特征

6

惊喜、接纳、珍惜、期待等属于积极情绪和态度，多见于有怀孕计划、有准备（思想、住房、经济等）、渴望妊娠的孕妇；消极反应：害羞、担心、拒绝、焦虑，甚至恐惧；孕妇身边人（丈夫、婆婆）的反应对孕妇产生的影响。

这些反应大多数孕妇均会出现，但每个人的反应程度和持续时间不同，孕妇不必过于担心。

早期：心理反应比较强烈

突然怀孕，准备不足，目前还不适宜养宝宝，心里茫然不知该怎么办？担心自己接触了不利因素，宝宝会畸形吗？担心自己会不会流产？孕吐反应让我吃尽了苦头，讨厌怀孕！该怎么办？

中期：相对的稳定期

认为自己身体健康，不用到医院做产前检查？认为自己应该少活动，连家务也不敢做了？怀孕后很多事不能做，有被束缚感？家人和朋友过分呵护，心理依赖性增强？

晚期：失眠、多梦、烦躁和消极情绪较明显

能否顺利过分娩关，会不会早产？难产？分娩时会不会疼痛难忍或发生生命危险？生出来的宝宝会不会不健康、不漂亮？

产褥期：

自己的体型是否能恢复到孕前？是否有足够的母乳喂养宝宝？宝宝能否健康成长？

注意识别积极和消极的心理反应。

生物因素：孕期孕激素和雌激素水平升高，分娩后雌、孕激素水平突然下降，催乳素升高；

孕产期合并症/并发症：患孕产期合并症/并发症，有精神病史；

负性生活事件：怀孕期间发生的夫妻关系不融洽或分居、亲人患病或病故、失业、搬家等不良事件；

家庭因素：经济困难、缺乏家人支持、非意愿妊娠、分娩女婴、性暴力等；

人格特征：具有以自我为中心、情绪不稳定、好强求全、固执、认真、严守纪律、人际关系紧张等特征。

三、哪些孕产妇易出现心理问题

1. 青少年妊娠、未婚妊娠
2. 非意愿妊娠或初产妇
3. 婚姻关系不和谐或分居，对丈夫/性伴侣不信任
4. 不良产史：死胎死产史、习惯性流产史、畸形儿
5. 精神病史或某种性格特征

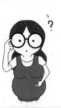

7

有这些情况的孕妇更容易出现焦虑、抑郁等心理问题，但不意味着一定发生；而没有这些情况者也不意味着不发生心理问题。

对有这些情况的高危孕产妇，医生、护士及家人都要给予更多的关爱。

---

6. 孕期合并症/并发症、手术产
7. 婴儿生病、虚弱或住院
8. 经济困难
9. 配偶或家庭暴力，丈夫不良行为
10. 有重男轻女的思想
11. 产后缺乏支持、照顾和护理

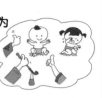

8

四、常见心理问题和应对方法

1. 睡眠问题
2. 敏感多疑
3. 焦虑
4. 产后常见的心理反应
5. 产后郁闷或心境不良
6. 产后抑郁

9

这些心理问题不仅只在怀孕时出现，我们每个人都会有这样的经历，只是起因、程度和持续的时间不同。孕产期由于激素的变化，使得这些问题更为突出。

因此提示孕产妇不必担心，心理疾病就像人们经常患的感冒、发烧、头痛一样，很常见，需要医务人员的帮助，同时自己也需要掌握一些缓解的方法。

1.睡眠问题

- 睡眠节律改变
  昼夜颠倒
  提前（早睡早起）或推迟（晚睡晚起）
- 睡眠时间减少或增加
- 睡眠质量差
- 失眠

10

睡眠是维持生命极其重要的生理功能，犹如水、食物一样，对人体必不可少。失眠会导致身体免疫力下降，记忆力减退，影响工作和生活。

最新睡眠调查结果显示，中国成年人失眠发生率为38.2%。

40%～70%的孕妇有睡眠问题，以睡眠质量差居多。有紧张、焦虑、抑郁等情绪问题的孕产妇，大多会伴有睡眠问题。

失眠包括3种情况：

- 入睡困难（半小时以上才能入睡）
- 睡眠浅，中途易醒多梦，再入睡困难（半小时以上）
- 早醒（提前1小时以上）

11

失眠会有不同的形式，个体差异较大。

缓解睡眠问题的方法

- 饮食调理
  均衡合理膳食；
  避免刺激性强的食物；
  多食有助睡眠的食物，如：睡前一杯牛奶。

12

孕产妇应以清淡而富含蛋白质、维生素的饮食为宜。可多食有助睡眠的食物，如：桂圆、枸杞、葵花籽、核桃、大枣、酸枣仁、豆类、百合、芝麻、牡蛎、银耳、鹌鹑蛋等。睡前可喝一杯牛奶。

注意避免浓茶、烈酒、辣椒、肉桂、胡椒等刺激性强的食物。

减少睡前进食，如进食与睡眠距离太近，会加重消化器官的负担，容易引起多梦而影响睡眠质量。

睡前不宜看过于激烈的影视剧、小说，不宜议论不愉快的事情或过度用脑。如大脑处于兴奋形态，即使躺在床上也难以入睡。孕妇睡前可读一些内容轻松的读物，听轻松的音乐，也可以做舒缓和放松身心的体操。

忌蒙头睡觉。因蒙头睡觉容易吸入大量的二氧化碳，而又缺少必要的氧气补充，容易导致呼吸困难，进而影响睡眠质量。

孕妇应养成定时睡觉的习惯，睡多少小时不是关键，次日精神好、不疲倦即可。建议 8 小时为宜。

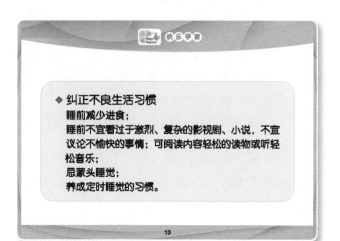

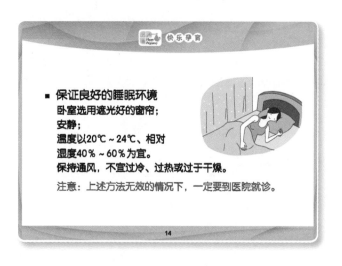

经产科医护人员指导后，未见好转者可转诊到心理咨询门诊、睡眠门诊等专业门诊就医。

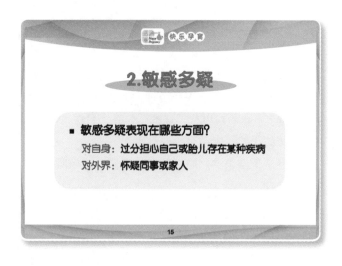

多疑敏感的人与人格特性有很大关系。多疑敏感的孕产妇对躯体变化和胎儿发育过分关注，如：怀疑胎儿畸形或死亡，怀疑或强烈担心自己存在某种严重疾病，就可能出现明显的焦虑、抑郁情绪，并促使其毫无意义地频繁就医。如：有的孕妇当听说或看到接触宠物（猫狗）可导致弓形虫感染并可影响胎儿发育的信息时，就会反复到不同的医院找医生询问。

除了对自身过分敏感外，对外界环境也会产生敏感多疑的心理，即表现出根据不足或毫无根据地怀疑周围的人，如：怀疑丈夫对自己不好，怀疑丈夫有外遇等。

消除疑虑的方法

- 由可信任的专业技术人员详细耐心地解释孕妇身体出现的变化和问题；
- 多与有妊娠分娩经历的人交流，从中获得经验；
- 转移注意力

16

转移注意力：如果没有严重的并发症，可继续孕前的工作和生活习惯，坚持做孕前感兴趣和爱好的事情，以便淡化怀孕过程，保持愉悦心情。

3.焦　虑

- 90％的孕妇会出现不同程度的焦虑情绪
- 对不确定因素的担忧
  流产　胎儿畸形　分娩的痛苦和难度
- 对可预见情况的担忧
  经济负担　照料负担
- 家庭不和谐
- 不明原因的焦虑情绪

17

孕产妇的焦虑多与妊娠分娩相关的事宜有关，以孕早期和孕晚期发生率最高。

如孕早期过度担心胎儿发育异常，特别是在有过发烧、服药、饮酒、接触宠物或 X 射线的经历时，或得知某项化验检查异常，如：梅毒、乙肝筛查阳性或在等待化验结果的过程中（因某些产前诊断项目检测时间较长）；孕晚期随着临产时间的临近，分娩方式将成为孕妇主要考虑的事情，而分娩环境（产房）、陪待产人员、难以预测的分娩阵痛和产程的顺利与否以及胎儿出生后的状况等，常常引发孕妇的焦虑情绪。如孕妇得不到及时的咨询与调适，焦虑情绪可持续甚至加重，并出现躯体不适，就会发展为焦虑症。

如何缓解焦虑情绪?

- 主动了解有关知识
  认识到妊娠分娩是正常的生理现象
  在孕妇学校或产前检查时，向医护人员咨询
  和其他准妈妈、新妈妈交流，分享妊娠与分娩的经验

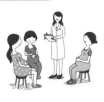
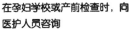

18

目前获取孕产期保健知识的渠道很多，但也容易使孕妇无法判断和正确选择，有一点很重要就是要有信心，要认识到妊娠分娩是正常的生理现象，只有很少的人会发生并发症，即使有并发症也不必紧张，只要遵医嘱进行检查和治疗，同样可有健康的母婴结局。利用产前检查和孕妇学校的机会，向医生和护士咨询，是获取正确知识的最佳途径。

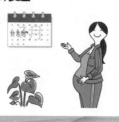

- 获得支持：家人，社会，专业人员
- 要遵医嘱，积极治疗产科并发症
- 积极安排丰富健康的活动
- 放松训练

19

4.产后常见的心理反应

- 不知所措：需要适应角色转换；
- 依赖：身体虚弱，渴望他人的帮助；
- 失望：婴儿性别、丈夫情感的转移，不能满足某种要求；
- 禁忌：禁吃某些食物，不能刷牙、洗头等。

20

5.产后郁闷（或心境不良）

- 大多数产妇在产后10日内，会出现易伤心哭泣、轻度情绪紊乱、疲乏，常伴随焦躁不安等；
- 可断续出现，持续数日；
- 大多可自然缓解。

21

最好家人特别是丈夫陪同孕妇进行产前检查或听孕妇学校的课程，以便得到理解和支持。

不知所措：一个新生命的出现，改变了生活程序，需要适应角色转换。

依赖心理：有些自然分娩的产妇因分娩时体力消耗较大，产后常常感到疲乏、虚弱，既不愿意下地活动，也不愿意照顾婴儿，多依赖护士或家属帮助照顾。而有些剖宫产的产妇因担心伤口愈合不好，也过度依赖于他人的照顾。

失望心理：当婴儿出生性别与期望性别不一致时，特别是生了女婴，而丈夫或公婆期望是男婴时，会出现失望、闷闷不乐以及担心丈夫、公婆嫌弃，思想负担和压力较大。另外，产妇在妊娠时大多是家庭重点保护对象而备受呵护，分娩后全家的重心大多转移到婴儿身上，产妇会感到失宠、冷落和失望。

禁忌心理：在我国不同地区由于受传统文化和习俗的影响，以及缺乏孕产妇合理的营养知识，目前依然保留着在产褥期只吃小米粥和鸡蛋（每天可多达十余个），不吃或很少吃肉类、新鲜蔬菜和水果的忌口风俗习惯。这必然影响到膳食营养的均衡性，并可影响到乳汁的质量。

产后郁闷的患病率在15% ~ 80%之间。有研究报道，在产后3日内发病者占84.1%，不良情绪持续24小时者占65%。由于个体差异较大，持续时间和程度会有较大不同。

6.产后抑郁

- 约有10%左右的产妇在产后6～8周出现抑郁症状，可持续2周或更久时间。
- 表现出心境低落、对任何事无兴趣、急躁、容易发脾气、言语慢、动作慢、无价值感、注意力不集中，甚至可产生轻生念头。

22

精神表现：心境低落、对任何事无兴趣、无愉快感；急躁、容易发脾气；主动性降低，动力不足；思维慢、言语慢、动作慢；无价值感、无能力感、自责；注意力不集中、记忆力下降；严重者会感到绝望甚至产生自杀或他杀念头。

- 除精神表现外，身体也会出现不适，如：活动减少、失眠、性欲降低，食欲减退或暴饮暴食、腹痛、腹泻、便秘；头痛、背痛、各种躯体疼痛；胸闷、胸痛、心慌等。

23

这些躯体症状不是产后抑郁所特有的，在患有其他疾病时也可出现。心理症状和躯体症状存在着相互影响的作用。

身体与心理同时照顾：孕妇身体不适只能自己调整，但饮食起居均由他人照顾这一点几乎是相同的，与此同时应更加关注其心理健康。

丈夫关爱：宝宝出生后，新爸爸也需要借着帮助妻子坐月子以及育婴工作来确立父亲角色。尤其是产妇的身体虚弱、无力，新爸爸要比产妇更适合做如给宝宝洗澡、为宝宝洗衣服等大小事情，也借此表达对妻子怀胎十月的感激与慰劳。丈夫的感谢和赞美之词尤为重要。

家人支持：家人对产妇的支持，对于帮助产妇度过产后第一个月产后忧郁高发期是非常重要的。要把坐月子看作全家人的事，全家人一起配合生活上的改变，分担家务与照顾新生儿，以及照料产妇的饮食起居、清洗衣物等，这样产妇才能充分休息，恢复身心。

如何避免产后抑郁？

- **身体与心理同时照顾**
- **丈夫关爱**
- **家人支持**
- **自我调整**

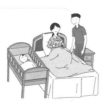

24

自我调整：面对产后突然发生的生活环境变化，新妈妈们不必过于担心。根据大部分新妈妈的经验，一个星期后情况便会开始好转。此时产妇的身体渐渐复原，情绪也比较稳定，逐渐学会调整自己的作息时间，以适应并照料新生儿。

五、保持孕期积极乐观心理的方法

1. 营造温馨和睦的家庭氛围
2. 建立一种宽容和感恩之心
3. 恰当的情绪表达和分享快乐
4. 改变形象
5. 放松训练

25

1. 营造温馨和睦的家庭氛围

- 家人要重视和关心孕妇心理变化，理解和安抚
- 丈夫的言行要更加体贴、关爱、温情
- 合理膳食、陪伴运动

26

每一位孕妇都要学习和掌握如何才能保持孕期愉悦心情的方法和技能。因为不良和消极的情绪和心理会影响胎儿的正常发育和孕妇本人的身体健康。

2. 建立一种宽容和感恩之心

- 对家人所做的每一件事都要感谢，要知足，这样就可减少失望和不满情绪。

27

释放烦恼:可把自己的烦恼向密友倾诉,或写信、写日记、微博。这种做法能非常有效地调整孕妇的情绪。必要时可找心理医生进行咨询与疏导。

与家人和好友交流:孕妇不应把自己封闭在家里,而应结交情绪积极乐观的朋友,充分享受与他们在一起的快乐,让他们的良好情绪感染自己,同时也可将自己的担心、疑惑告知以得到经验和建议。主动与人沟通可以得到更多的支持和理解。

转移情绪:心里出现担心、紧张、抑郁或烦闷时,去做一件高兴或喜欢的事,如:浇花、听音乐、欣赏画册、阅读或去郊游。由自然美感引发的情感,会提高孕妇的生活乐趣。洗温水浴或适度做家务活,也会促进血液循环,有助消除孕妇的不良情绪。

放松训练是一种行为治疗,通过放松训练可以缓解孕妇的紧张情绪,达到心率减慢、呼吸平稳、肌肉放松、焦虑减轻、恢复平静的效果。一套放松训练每次20分钟,每天2次,运动部位包括头、颈、胸、双手、大腿、双脚。(建议医生在课堂上带领孕妇练习)

头部动作:咬牙体会颞部紧张,张嘴体会松弛。

颈部动作:将头使劲往后仰体会紧张,然后恢复原位体会放松。

胸部动作:深吸一口气,屏住呼吸,体会紧张感;慢慢呼出,体会松弛。

手动作:双手将拳握紧,用力握,体会到紧张的感觉;慢慢地松开双拳,体会到松弛。

大腿动作:将您的一条大腿直举,保持一段时间,体会到紧张;然后,突然放下,体会松弛。

小腿动作:将您的双脚尖尽力往上翘,脚跟不要离开地面,您的小腿体会紧张;然后,迅速放下,恢复原位,体会松弛。

其他放松训练还包括:瑜珈、坐禅、气功、沉思等。

快乐孕育

3.恰当的情绪表达和分享快乐

- 孕妇要学会释放心中烦恼,多与家人和朋友交流,可把自己的烦恼向密友倾诉,或写信、写日记。
- 学习转移情绪的方法:在心里出现担心、紧张、抑郁或烦闷时,去做一件高兴或喜欢的事。

28

快乐孕育

4.改变形象

- 换一个发型,买一件新衣服,装点一下房间,都会给产妇带来一些新鲜感,从而改变沮丧的心情。

29

快乐孕育

5.放松训练

主动学习一些放松的方法。

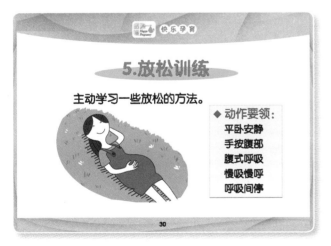

◆ 动作要领:
平卧安静
手按腹部
腹式呼吸
慢吸慢呼
呼吸间停

30

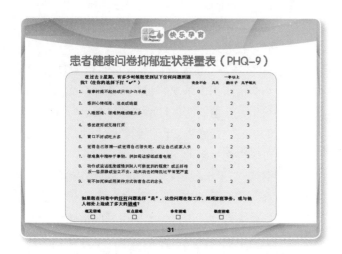

孕妇可以通过填写自评量表来了解自己目前的心理状态。

现在给大家介绍两个自评量表，帮助判断是否有抑郁或焦虑情绪。

患者健康问卷抑郁症状群量表（PHQ-9），请把9个条目分相加。

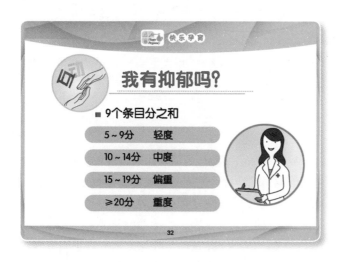

广泛性焦虑量表（GAD-7）是一个比较简单的测评量表，请把7个条目分相加。

孕妇可以自测，以便了解自己的心理状况，及时得到帮助。

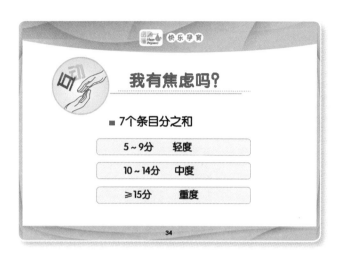

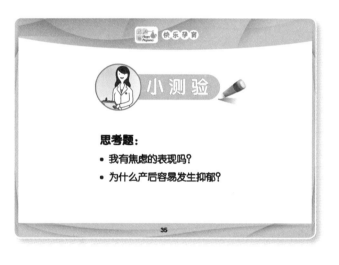

1. 我有焦虑的表现吗？

常见的焦虑表现有：坐立不安，注意力不能集中，入睡困难，不由自主地遇事往坏处想或总想不好的事情，总担心会发生不好的事情，一阵阵地害怕或紧张，会有手抖、出汗、心慌、眩晕、透不过气来等表现。

2. 为什么产后容易发生抑郁？

提示：产妇激素水平急剧改变，人格特征，对妊娠的态度，生活事件，缺乏家庭支持，孕产期出现并发症 / 合并症或婴儿患病等，均易导致发生产后抑郁。

第五讲 孕期营养

孕妇在孕期的营养状况不仅影响孕妇自身的健康，也直接影响到胎儿的生长和组织器官的发育，甚至可增加成年后发生代谢综合征（高血压、高血脂、糖代谢异常）的风险。孕妇营养不良可增加贫血、妊娠高血压疾病、早产／低出生体重等的风险，而营养过剩则与妊娠期糖尿病、巨大儿的发生有关。

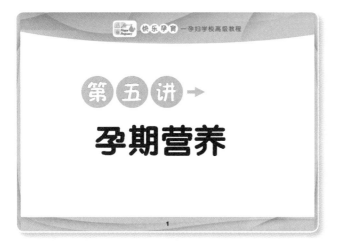

妊娠期间，胎儿的营养完全由母亲提供，为了满足孕妇自身代谢的需要及胎儿生长发育的需求，应合理摄入营养、平衡膳食。

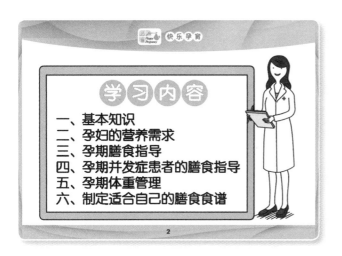

为了更好地理解和掌握孕期营养的基本知识和技能，本节课程将重点讲述六个方面的内容。

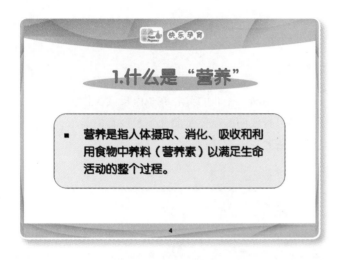

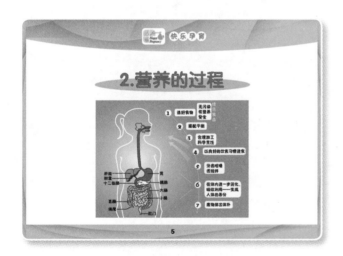

营养的过程就是取其精华，去其糟粕。

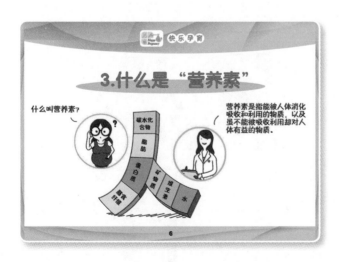

营养素：是指食物中可给人体提供能量、构成机体成分和参与机体新陈代谢的化学成分，是能被人体消化、吸收和利用的物质。人体必需的营养素有七大类四十多种。

膳食纤维虽然不能被人体直接消化吸收，但对维持人体健康是必不可少的。有人称其为"第七营养素"。它能改善肠道功能、预防便秘和减少患肠癌的风险，并且有益于改善血脂异常，对于维持健康体重和降低患心血管疾病风险有重要作用。

孕期容易发生便秘、血脂异常、体重增长过多等情况，因此孕妇也需要注意多食用一些富含膳食纤维的食物。

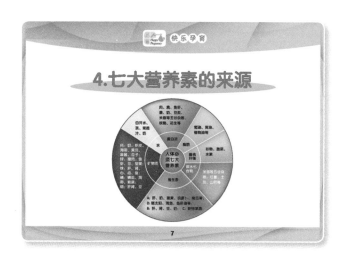

碳水化合物、蛋白质、脂肪不仅构成机体的成分，还能提供新陈代谢和完成各种活动所需的能量；维生素、矿物质、膳食纤维及水对维持健康也是必要的。

平衡膳食模式：膳食宝塔共分五层，各层位置和面积不同，在一定程度上反映出各类食物在膳食中的数量、地位和应占的比重。

谷类（吃最多）：主要营养成分是糖类（碳水化合物），含丰富淀粉，B 族维生素和植物性蛋白质；

蔬菜和水果（多吃）：含丰富的维生素 C、胡萝卜素、多种矿物质、植物化学物质和膳食纤维；

肉、禽、鱼、蛋、奶和豆类（适量）：含丰富蛋白质、不饱和脂肪酸、铁、钙、B 族维生素和脂溶性维生素等；

油、盐、糖（吃最少）：植物和动物脂肪，调料和糖果；

水：每天至少喝 6~8 杯。

课堂提问"你们知道孕期营养不良的后果吗"，活跃气氛。

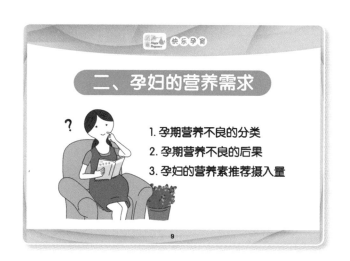

1.孕期营养不良的分类

- 孕期营养摄入过少——营养缺乏
- 孕期营养摄入过多——营养过剩

10

2.孕期营养不良的后果

- 增加早产、低出生体重、出生缺陷的风险；
- 增加孕期贫血、妊娠期高血压疾病、妊娠期糖尿病、巨大儿、难产等孕期并发症／合并症的发生比例。

11

3.孕妇的营养素推荐摄入量

- 孕期能量和营养素增加，以满足胎儿生长发育和母体孕育的需要；
- 孕中晚期在孕前基础上（城市女性1800kcal）平均每天增加200kcal；
- 孕期推荐摄入量增加30%以上的营养素包括：维生素A、D、钙、铁、锌、碘、维生素B_2、B_6、C和叶酸。

12

中国城市成年女性的平均能量摄入水平为每天1800kcal，实际应用时可根据个人的生理状态、生活特点、身体活动程度和体重进行调整。

膳食宝塔中标示的各类食物建议量的下限按1800kcal能量水平制定（上限按2600kcal）。

孕早期因胎儿生长发育非常缓慢，能量不需额外增加；孕中晚期在孕前基础上平均增加200kcal。

■ 你知道200kcal大约相当于摄入多少食物产生的热量?

25g大米+1个鸡蛋+120g绿叶菜产生的热量 = 200kcal

13

事实上，绝大多数孕妇想象所需要增加的能量远大于实际需要的量。

请孕妇想想：自己目前的饮食比孕前增加了多少?

三、孕期膳食指导

1. 孕早期妇女膳食指南

2. 孕中晚期妇女膳食指南

14

1.孕早期妇女膳食指南

■ 膳食清淡、适口

■ 少食多餐

■ 保证摄入足量富含碳水化合物的食物

■ 多摄入富含叶酸的食物并补充叶酸

■ 戒烟、禁酒

15

在《中国居民膳食指南》（2007）中一般人群膳食指南 10 条原则的基础上，再增加以上 5 条原则。

孕早期应告诉孕妇如何减轻早孕反应。

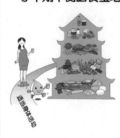

孕早期平衡膳食宝塔
植物油15~20克
盐6克
奶类及奶制品200~250克
大豆及坚果50克
鱼、禽、蛋、肉类（含动物内脏）150~200克（其中鱼类、禽类、蛋类各50克）
蔬菜类300~500克（以绿叶菜为主）
水果类100~200克
谷类薯类及杂豆200~300克（杂粮不少于1/5）
水1200毫升

16

孕早期膳食要点

- 以新鲜蔬菜和水果、大豆制品、鱼、禽、蛋及各种谷类制品等清淡和适口食物为主；
- 少食多餐以保证食量；
- 可口服少量B族维生素以缓解妊娠反应；
- 孕早期保证每天摄入150克碳水化合物（约合谷类200克）；
- 每日继续补充叶酸400微克，直至整个孕期。

17

2.孕中晚期妇女膳食指南

- 适当增加鱼、禽、蛋、瘦肉及海产品的摄入；
- 适当增加奶类的摄入；
- 常吃含铁丰富的食物；
- 适量身体活动，维持体重的适宜增长；
- 戒烟、禁酒，少吃刺激性食物。

18

碳水化合物为机体提供能量，葡萄糖是胎儿能量的唯一来源。谷类、薯类和水果富含碳水化合物，谷类含约75%，薯类含约15%~30%，水果含约10%。水果中的碳水化合物多为果糖、葡萄糖和蔗糖，可直接被机体吸收，能较快通过胎盘被胎儿利用。

妊娠反应严重而完全不能进食的孕妇，应及时就医，以免因脂肪分解产生酮体，而对胎儿早期脑发育造成不良影响。

叶酸：孕早期叶酸缺乏可增加胎儿神经管畸形和早产的发生危险。孕妇应多摄取富含叶酸的食物，如：动物肝脏、鸡蛋、深绿色蔬菜、豆类、水果及坚果等。维生素C、锌和葡萄糖可促进叶酸吸收；饮酒、阿司匹林、避孕药、镇静药可影响叶酸吸收。

叶酸补充剂中的叶酸比食物中的叶酸能更好地被机体吸收利用。

可附提供150克碳水化合物的食物量表（见附录表格）

从孕中期开始，胎儿进入快速生长发育期，直至分娩。与胎儿的生长发育相适应，母体的子宫、乳腺等器官也逐渐发育；此外，母体还需要为产后泌乳开始储备能量和营养素。因此，孕中、晚期均需相应增加食物量，以满足孕妇的能量和营养素需要。

提醒孕妇应注意膳食平衡，避免孕期单独补充大剂量蛋白质和维生素A。有研究结果显示，孕妇过量摄入维生素A，可导致导致新生儿出生缺陷。

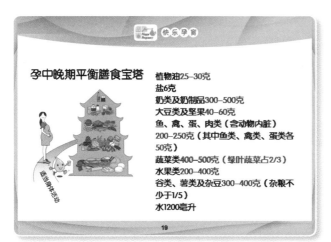

孕中晚期比孕早期增加谷薯类 100 克、蔬菜 100 克、水果 100 克、鱼禽蛋肉类 50 克、奶类 100 ~ 250 克、油 10 克。

孕期补充营养强调平衡膳食、合理营养，应避免单独补充大剂量蛋白质，如服用过量蛋白粉，可能会增加早产、低出生体重等的发生率。

孕妇不宜过量补充多种维生素，如长期大剂量补充维生素 A，可导致新生儿出生缺陷。

优质蛋白质: 必需氨基酸种类齐全、数量充足、比例适当、人体利用率高的蛋白质。

鱼、禽、蛋、乳、瘦肉等动物性食物是优质蛋白质的良好来源，大豆是植物性食物中优质蛋白质的良好来源。

必需脂肪酸: 包括亚油酸和 α - 亚麻酸，亚油酸可以合成花生四烯酸，α - 亚麻酸可以合成二十二碳六烯酸 (DHA)，二十碳五烯酸 (EPA)。

DHA : 是大脑神经细胞膜上含量最丰富的多不饱和脂肪酸，对孕 20 周后胎儿脑和视网膜的功能发育极为重要。

鱼类和海产品: 可提供 n–3 多不饱和脂肪酸（如 DHA）和碘，因此要适量增加海产品（鳕鱼、鲈鱼、鳟鱼、三文鱼、沙丁鱼、鲶鱼等）的摄入。

适当增加奶类的摄入

- 孕中期开始，每日应至少食用300毫升牛奶或相当量的奶制品，同时补充300毫克钙，或饮用500毫升低脂牛奶，以满足钙的需要。
- 中国营养学会推荐孕中期应每日摄入钙1000毫克，孕晚期应每日摄入钙1200毫克。

22

奶是优质的钙源和优质蛋白质来源。

我国居民膳食的钙摄入量较低，仅为400毫克。

每日获得1200毫克钙的膳食食谱举例：

　　牛奶500毫升

　　豆腐150克

　　虾皮5克

　　蛋类75克

　　绿叶菜250克

　　鲫鱼100克

常吃含铁丰富的食物

- 孕中期血容量迅速增加，红细胞增加相对缓慢，贫血发生率高。
- 婴儿前6个月的铁储备也来自胚胎期的铁储存，因此要从孕中期增加铁的摄入。

23

铁参与血红蛋白的合成，血红蛋白参与体内氧气的运输。

孕期铁充足可预防胎儿宫内缺氧、流产、死胎，并可促进婴儿出生体重、智力和认知力的正常发育。

良好铁营养状况可预防孕妇贫血的发生，增强抵抗力、降低感染性疾病的发生。

如果膳食铁摄入难以满足需要，可考虑低剂量铁补充（10~20毫克/天）。

定期进行贫血筛查。

- 含铁丰富的食物包括：动物肝脏和血、瘦肉、黑木耳等，动物来源性铁吸收利用率高。
- 增加摄入富含维生素C的蔬菜和水果，可促进铁的吸收。

24

植物来源铁的吸收利用率较低，植酸和多酚类化合物可以抑制铁的吸收。

富含维生素C的食物包括：猕猴桃、樱桃、柑橘类水果、青椒或红辣椒、西红柿、芥菜、菠菜、草莓等。

身体活动是指日常生活、工作、出行和体育锻炼等各种消耗体力的活动。在一般人群膳食指南中，建议成年人每天进行累计相当于步行6000步以上的身体活动。

适宜的身体活动有利于维持体重的适宜增长和自然分娩。建议孕妇最好每天能进行 1～2 小时的户外活动。

维生素 D 的主要来源之一为经紫外线照射皮肤，日常膳食中维生素 D 的含量一般较低。因此户外活动还有助于改善维生素 D 的营养状况。

快乐孕育

适量身体活动

- 孕妇应根据自身体能，每天进行不少于30分钟的低强度身体活动，如散步、体操等。
- 户外活动有助于改善孕妇维生素D的营养状况。

25

快乐孕育

四、孕期并发症患者的膳食指导

1. 妊娠期高血压疾病的膳食营养
2. 妊娠期高血压疾病如何限盐
3. 妊娠期糖尿病的饮食营养

26

快乐孕育

1.妊娠期高血压疾病的膳食营养

- 清淡少盐膳食
- 控制体重正常增加
- 补钙可降低妊娠期高血压疾病的发生率

27

平衡膳食、生活规律、情绪稳定、合理用药和临床监测将有助于疾病的康复或控制其发展。

2.妊娠期高血压疾病如何限盐

- 轻度高血压全天摄入食盐不超过5克；
- 中度以上高血压或浮肿时，不超过3克；
- 心功能不全、肾功能下降时，由医生指导限盐量。

28

限盐提示

- 限制食盐，包括食盐、酱油、咸菜、腌制食品和酱类等；
- 20毫升酱油含食盐3克；
- 如何量食盐？
  一个啤酒瓶盖可装6克盐；
  一个普通牙膏盖可装1克盐。

29

教师可现场用实物演示并说明

---

3. 妊娠期糖尿病的饮食营养

- 控制总能量摄入，监测体重，满足合理增加；
- 控制碳水化合物供能比，可记录每日膳食；
- 增加体力活动；
- 少量多餐；
- 选择生糖指数低的食物，包括粗粮、杂粮、杂豆以及口味偏酸的水果，如：绿豆、荞麦、苹果、柚子、樱桃等。

30

碳水化合物（主要是谷类食物）供能比即由碳水化合物提供的能量占总能量的比例，合理范围应为55% ~ 65%。

生糖指数（食物血糖生成指数）：是衡量食物引起餐后血糖反应的一项有效指标，指含有50克可吸收利用的碳水化合物的食物与相当量的葡萄糖，在一定时间内（一般为2小时）体内血糖反应水平的百分比值。生糖指数反映了食物与葡萄糖相比，升高血糖的速度和能力。

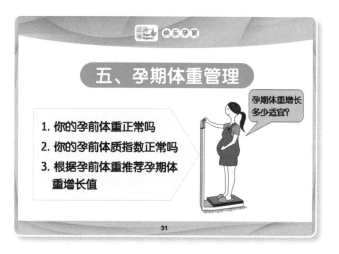

体重是反应营养状况的客观指标之一，也是判断能量平衡与否的最好指标。

每个人应根据自身的体重及变化适当调整食物的摄入量和种类，主要是调整供能较多的食物，如：脂类。

孕期体重增长多少适宜，需要参考孕前体重情况。

建议每位孕妇要学会孕期监测体重的增长情况。

测体重的注意事项：清晨排空膀胱以后、穿同样的睡衣，使用同一体重秤，测量前把称调零。

1.你的孕前体重正常吗

- **孕前标准体重粗略计算公式（千克）**

  =身高（厘米）－105；

  ±10%为正常体重，

  <90%为体瘦型，

  >120%为体胖型。

孕妇孕前体重、孕期体重增长与婴儿的宫内发育和出生体重密切相关。

孕期保证体重的适宜增加，可预防胎儿宫内生长迟缓、低出生体重、巨大儿、难产、妊娠并发症的发生。

宫内生长发育良好可降低围生期疾病和死亡的几率，正常出生体重可降低成年期慢性病的发生。

每个孕妇要了解自己的体重变化，学会判断方法。

孕期合理营养可为胎儿创造良好的宫内生长环境，胚胎期营养对胎儿的影响可能是终身的、并可遗传给子代。

孕期营养对母亲的健康也至关重要。

2.你的孕前体质指数正常吗

- **孕前体质指数（BMI）的计算公式：**

  BMI = 体重（kg）/ [身高（m）]²

根据粗算公式看看自己孕前体重是否在正常范围内？

计算自己的孕前BMI，判断是否在正常范围内？

3.根据孕前体重推荐孕期体重增长值

评价方法1：根据孕前体重推荐孕期增重

孕前体重状态	孕期体重增加值（Kg）	孕中期开始每周体重增加值（克）
超重（超过标准体重120%）	7～8	不超过300
正常（标准体重的90%–120%）	12	400
不足（低于标准体重的90%）	14～15	500

34

评价方法2：根据孕前体质指数推荐孕期增重

孕前体重状态00	BMI（kg/m²，WHO标准）	孕期总增重范围（Kg）	孕中期、晚期增重速率*（平均范围，千克/周）
体重不足	<18.5	12.6～18.0	0.50（0.45～0.60）
体重正常	18.5～24.9	11.2～15.8	0.40（0.36～0.45）
超重	25.0～29.9	6.8～11.2	0.27（0.23～0.32）
肥胖	≥30.0	5.0～9.0	0.23（0.18～0.27）

35

六、制定适合自己的膳食食谱

1. 了解自己的孕前或孕早期体重
2. 了解自己整个孕期应增的体重
3. 了解适合自己的每日能量需要
4. 评价自己目前的膳食是否平衡合理
5. 是否有需要改变的饮食习惯

36

孕前保持正常的体质指数、孕期保证体重的适宜增加，可预防胎儿宫内生长迟缓和低出生体重的发生。

宫内生长发育良好可降低围生期疾病和死亡的几率，正常出生体重可降低成年期慢性病的发生。

孕期合理营养可为胎儿创造良好的宫内生长环境，胚胎期营养对胎儿的影响可能是终身的、并可遗传给子代。

孕期营养对母亲的健康也至关重要。

依据美国医学研究院（IOM）2009年最新推荐的孕期体重总增重范围和增重速率表。

*按照孕早期增重0.5～2.0千克计算

双胞胎孕妇孕期总增重推荐值：孕前体重正常者为16.7～24.3千克；孕前超重者为13.9～22.5千克；孕前肥胖者为11.3～18.9千克。

WHO于1997年建议BMI（kg/m²）18.5～24.9为正常，小于18.5为消瘦，25.0～29.9为超重，≥30.0为肥胖。

我国健康成年人BMI的正常范围为18.5～23.9，24.0～27.9为超重，≥28.0为肥胖。目前缺乏我国孕妇孕期增重推荐值，故建议参照美国标准。

每个人的孕前体重、BMI、孕期增重、体力活动和饮食习惯等都不同，因此要学会制定适合自己的膳食食谱，以保证母婴均能达到理想的体重和健康状态。

膳食调查的常用方法有：24小时膳食记录法和食物频率法。

在进行营养咨询与指导时，建议孕妇记录膳食日记，了解每日各种食物的摄入量，在此基础上利用食物成分表计算每日从膳食中所摄入的热能和各种营养素能否达到参考摄入量的标准。

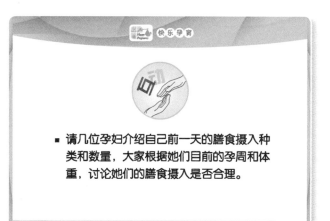

快乐孕育

互动

■ 请几位孕妇介绍自己前一天的膳食摄入种类和数量，大家根据她们目前的孕周和体重，讨论她们的膳食摄入是否合理。

37

快乐孕育

小测验

1. 孕前体重正常的孕妇，孕期应增重12千克左右，从孕中期开始每周体重增加值约为多少克？

① 300　　　④ 600
② 400　　　⑤ 700
③ 500

38

答案：②

快乐孕育

小测验

2. 中国营养学会推荐，孕中期和孕晚期孕妇每日应分别摄入钙多少毫克？

① 800，1000　　　④ 1200，1000
② 1000，1000　　　⑤ 1200，1200
③ 1000，1200

39

答案：③

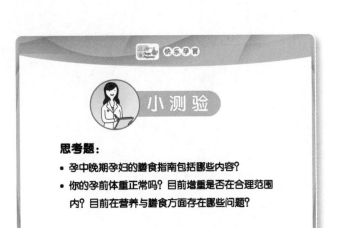

快乐孕育

小测验

思考题：

- 孕中晚期孕妇的膳食指南包括哪些内容？
- 你的孕前体重正常吗？目前增重是否在合理范围内？目前在营养与膳食方面存在哪些问题？

40

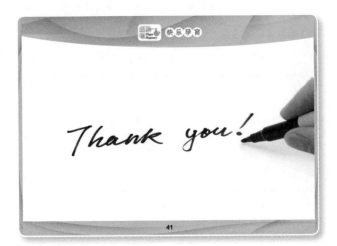

快乐孕育

Thank you!

41

第六讲 孕产期运动

近年来，越来越多的孕产妇开始关注孕期和产后运动，希望不仅能够生育一个健康的宝宝，而且分娩后体型还能较快恢复到和孕前一样。大量的实践证明，孕期和产后适量、适时、恰当的运动，加上合理营养和均衡膳食，完全可以实现这一目的。

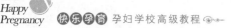

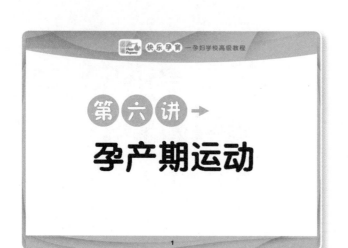

提问: 现场有多少人怀孕后经常或每天坚持运动? 运动的种类有哪些?

孕产期运动有助于维持孕产妇的正常生理状态, 控制体重合理增长, 增强肌肉力量, 有助于顺利自然分娩。

孕产期运动是指在孕期和产后进行的任何可以使躯体和肢体活动的方式。

孕产期运动包括孕期运动和产后运动。

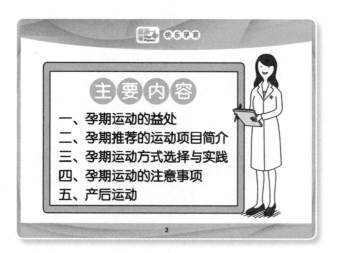

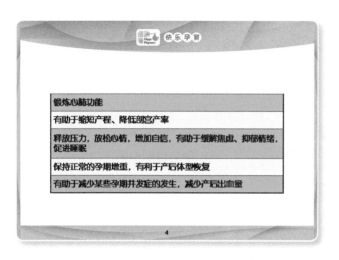

工作和劳动与运动是有区别的，运动有较强的针对性，包括全身运动和局部运动，主动性强。尽管劳动可以消耗一定的热能，但并不一定有强身健体的作用，大多数都是重复和被动地做一个或是几个动作，练的也只是局部。所以不能用劳动来代替运动。

适宜开展的运动：游泳、散步、慢跑、骑车、孕妇体操、瑜伽、爬楼梯、提肛运动。

不宜开展的运动：骑马、潜水、篮球、滑雪、跳跃、爬山（海拔超过 2500 米）等。

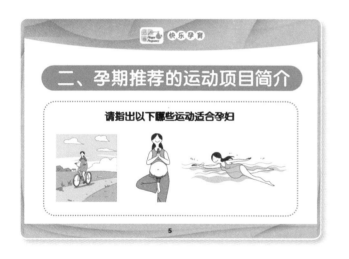

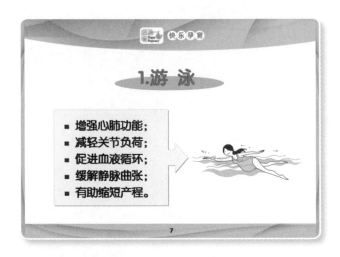

游泳的好处：增强心肺功能、水的浮力能减轻关节的负荷、活动全身肌肉，促进血液循环。耗能较多，呼吸肌肉用力与分娩相似，有助于顺产，缩短分娩过程和降低难产率，有助缓解静脉曲张。

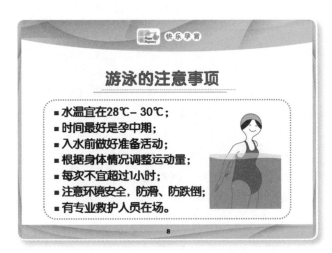

游泳更适合于孕前有游泳习惯的孕妇。

患有孕期并发症者，应先咨询医生。有阴道炎者不宜游泳。

注意避免水温过低，因水太凉易导致肌肉发生痉挛（俗称抽筋）。

提醒孕妇要选择舒适、洁净、有安全保证的泳池环境。

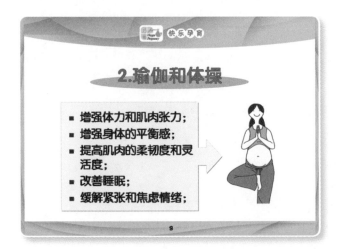

作用：瑜伽主要是伸展锻炼，可以增强体力和肌肉张力，增强身体的平衡感，提高肌肉的柔韧度和灵活度，改善睡眠，缓解紧张和焦虑情绪。

孕妇体操的形式多种多样，有条件的可带孕妇示范练习，还可介绍孕妇球操等内容，教给孕妇简单的练习动作。

瑜伽和体操注意事项

- 初始应在专业教练的指导下练习;
- 熟练掌握要领后,可以在家练习,但一定要注意安全;
- 饭后1~2小时后进行,每次30~40分钟或以运动后不感觉疲劳为宜;
- 动作适度,不要勉强;
- 如有任何不适或异常,及时停止,必要时就医。

盘腿坐式运动

10

注意事项:初学者应该在专业教练指导下练习,熟练掌握要领后,可以在家练习,但要提醒孕妇注意安全。一般在饭后 1~2 小时后再进行。做操前应排空大小便。提醒孕妇做操或练习瑜伽时,应穿着宽松的衣裤,不宜穿裙装。

一旦有任何不适或感觉异常,请孕妇立即停止练习,必要时就医。

3.步 行

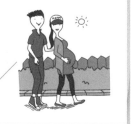

- 提高心肺功能,增加肺通气量;
- 户外阳光照射有利于补充维生素D;
- 放松和愉悦心情;
- 增进食欲,改善睡眠,有利于顺利分娩。

11

步行是一种简便易行,易坚持,几乎适合于所有孕妇的锻炼方法。在妊娠末期,可以帮助胎头下降入盆,松弛骨盆韧带,为顺利分娩做好准备。孕妇可根据自己体能状况,选择适合的运动强度。

每分钟 90~100 米为快速步行;

每分钟 70~90 米为中速步行;

每分钟 40~70 米为慢速步行。

先慢速、后快速,从 10 分钟逐渐延长至 30 分钟,从 500 米延长至 1000~1500 米。

步行的注意事项

- 孕妇应根据自身的体能,每天进行不少于30分钟的低强度身体活动,最好是1~2小时的户外活动,如散步、体操等;
- 遵守先慢后快的原则;
- 选择舒适、安全的运动环境;
- 运动着装轻便、舒适,可穿运动鞋或软底鞋;
- 最好有家人陪伴。

12

提醒孕妇注意:运动环境的舒适与安全,空气清新、低污染、低噪音,最好在公园或安静的小区中进行。

运动着装应轻便、舒适,穿运动鞋或低跟软底鞋。

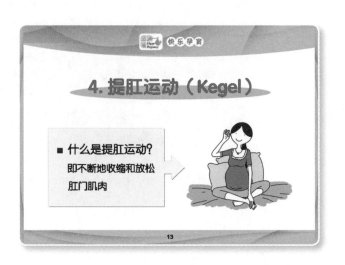

4. 提肛运动（Kegel）

- **什么是提肛运动？**
  即不断地收缩和放松肛门肌肉

13

提肛运动，又称会阴收缩运动，即有节律的收缩和放松盆底肌肉。

收缩和放松盆底肌肉可向孕妇通俗地解释为收缩和放松肛门肌肉，类似于要排气时，尽力憋住的感觉，或者是在排尿中间，突然停止排尿，憋住几秒后再松开的感觉。

这项运动不仅适合孕期，也适合于产后。

提肛运动（Kegel）益处

- 加强盆底会阴和肛门肌肉的力量；
- 增加会阴弹性，有助于阴道分娩；
- 预防产后子宫脱垂和尿失禁；
- 改善产后性生活质量。

14

建议每一位孕妇都能学会这种方法。

提肛运动（Kegel）方法

- 简单方便、随时随地可以进行；
- 根据自我感觉，最大限度地收缩再放松；
- 每次持续2~5秒钟，可连续做15~30次。

15

此项运动不需要任何器械，不受时间和场地的限制，容易自我控制和掌握。

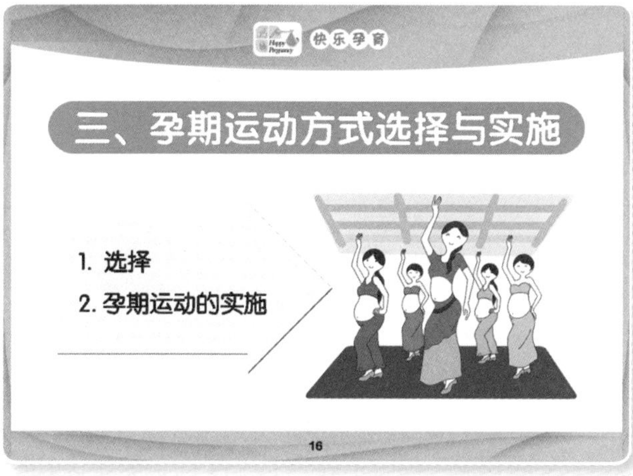

快乐孕育
三、孕期运动方式选择与实施
1. 选择
2. 孕期运动的实施
16

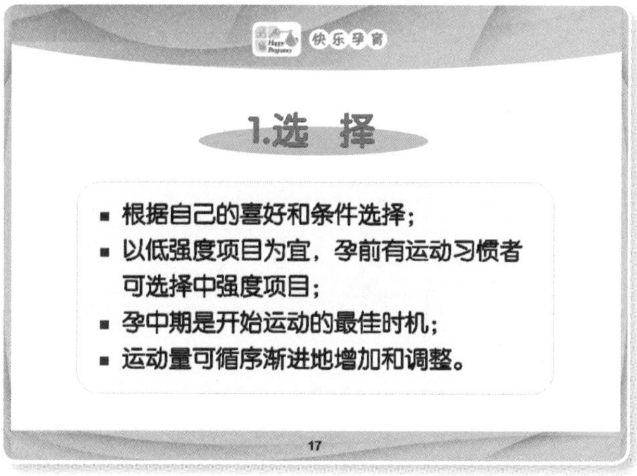
快乐孕育
1.选　择
■ 根据自己的喜好和条件选择；
■ 以低强度项目为宜，孕前有运动习惯者可选择中强度项目；
■ 孕中期是开始运动的最佳时机；
■ 运动量可循序渐进地增加和调整。
17

根据孕前的运动习惯和自己的喜好与条件，选择适合的运动项目坚持锻炼。

轻强度运动：运动后心跳无明显加速并且没有疲乏感；如散步、提肛运动。

中强度运动：运动后心跳加速但没有疲乏感，心率相当于最大心率（即 220 —年龄）的 60% ~ 70%，身体微微出汗即可，如孕妇瑜伽 / 体操、快走、跳舞、上下楼梯和上肢举重锻炼 (不超过 5 千克) 等。

快乐孕育
2.孕期运动的实施
准备活动
锻炼部分
放松活动
18

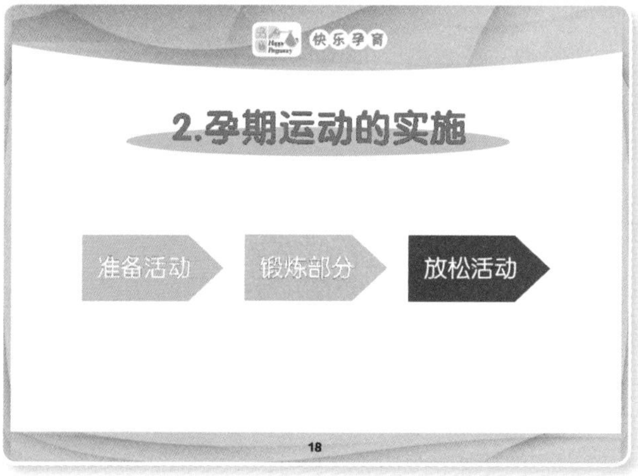

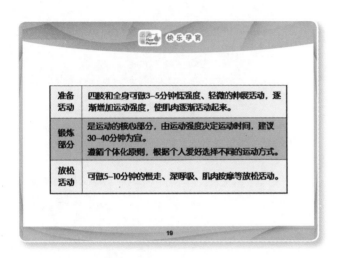

准备活动	四肢和全身可做3-5分钟低强度、轻微的伸展活动，逐渐增加运动强度，使肌肉逐渐活动起来。
锻炼部分	是运动的核心部分，由运动强度决定运动时间，建议30-40分钟为宜。 遵循个体化原则，根据个人爱好选择不同的运动方式。
放松活动	可做5-10分钟的慢走、深呼吸、肌肉按摩等放松活动。

准备活动的作用：使心血管系统逐渐适应运动，并可提高和改善关节与肌肉的活动效应。在寒冷气温下进行运动，准备活动的时间需相应延长。

放松活动的作用：促进血液回流，使身体从运动状态慢慢适应并恢复到安静状态。夏天运动时，放松活动的时间可略为延长。

四、孕期运动的注意事项

1. 学会识别运动时的危险信号

2. 运动环境的选择

3. 孕期不能进行运动的情况

运动前应定期接受产前检查，无异常可根据自身情况选择适合的运动，若患有孕期并发症/合并症，则需要先咨询医生。

产前检查的一些项目，如：体重、血尿常规化验、心电图、B超等，这些数据有助于医生指导孕妇选择合适的运动。

对孕期体重增长较多或患有妊娠期糖尿病的孕妇来说，运动更为有益。

运动疗法已被证明是治疗糖尿病的基本措施。患有妊娠期糖尿病（缩写GDM）的孕妇要在医生的监测和指导下进行运动。一般饭后1小时后运动为最佳。

运动要强调持之以恒，每天运动至少要消耗160千卡的热量，才能达到控制血糖和降低体重的目的。

对有早产和胎儿宫内发育受限病史或风险的孕妇，应在孕中晚期减少运动量。

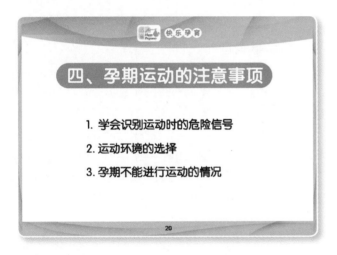

定期产前体检，若患有孕期并发症/合并症，选择运动前应咨询医生

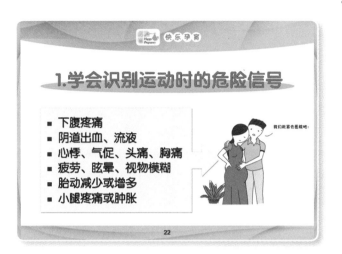

如果运动前、运动时或运动后出现上述症状，均要立即停止运动，并及时到医院就诊。

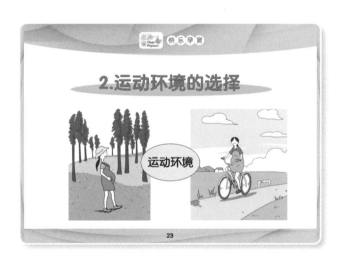

尽量选择空气清新、污染度轻、低噪声、路面平整、无车辆的公园或广场。

避免雨雪天外出运动。

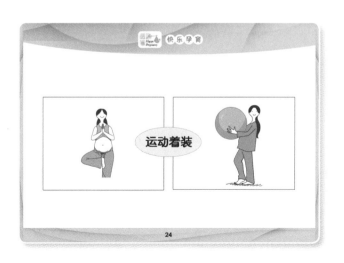

孕期衣着应以宽松、舒适为原则，式样简单、便于穿脱、寒暖适宜，以纯棉透气面料为佳。

运动时要穿轻便、防滑、软硬适中的鞋。

清晨或天冷时，外出锻炼可戴头巾或帽子，并多穿件衣服，可在出汗后摘脱，以防感冒。

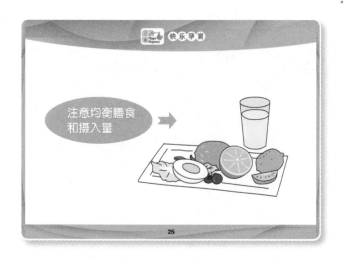

运动后要注意补充水和含维生素较高的水果。

孕期体重增长与食物摄入量和运动量关系密切。

轻微强度的运动如步行、下楼梯、广播体操、平地骑自行车，持续20分钟左右，相当于消耗80千卡的热量。中等强度的运动如慢跑、上楼梯、乒乓球、坡路骑自行车，持续10分钟左右，约消耗80千卡的热量。

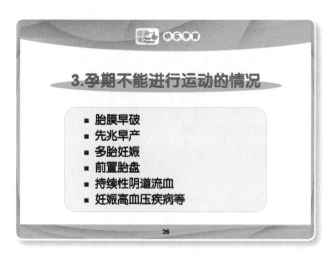

孕期不能进行运动的情况还包括：较严重的心脏病、阻塞性肺部疾病、宫颈机能不全、宫颈口松弛、前置胎盘等。

下列情况请听从医生建议才能进行活动：严重贫血、过度肥胖或过度消瘦（BMI < 12）、胎儿宫内生长受限、未控制好的高血压和先兆子痫、嗜烟（过度吸烟）、未经心脏功能评估的风湿性心脏病、慢性支气管炎、血糖控制不好的I型糖尿病、控制不好的甲状腺疾病、关节活动受限。

孕期介绍一些产后运动的内容，目的是让孕妇提早有些思想准备，以便更好地促进产后的身材恢复。

产后运动的内容在第九讲产褥期保健中也有涉及，具体在哪节重点介绍可根据课程安排灵活调整。

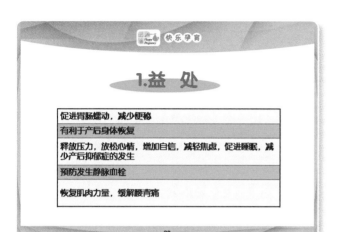

快乐孕育

1.益　处

促进胃肠蠕动，减少便秘
有利于产后身体恢复
释放压力，放松心情，增加自信，减轻焦虑，促进睡眠，减少产后抑郁症的发生
预防发生静脉血栓
恢复肌肉力量，缓解腰背痛

28

产后尽早活动不仅可以帮助身材恢复，还可以缓解身体不适，预防血栓、产后抑郁等的发生。

快乐孕育

2.产后运动开展的适宜时期

阴道产者：产后即可起床活动。

剖宫产者：术后6小时可开始床上活动，
　　　　　如：翻身、深呼吸、双脚
　　　　　和腿部运动等。

29

快乐孕育

3.产褥期可开展的运动

运动类型
双足运动、足部旋转运动
腹式呼吸
头颈部运动
提肛运动、抬臀运动
胸部运动、背部伸展运动
腿部运动、臀部运动、子宫复原运动
仰卧起坐

30

产褥操有助于产妇身体各器官功能的恢复。产后第二天可以做产后体操，从简单运动开始，循序渐进，避免过劳。持之以恒，运动时有出血和不适，应立即停止。运动前做热身运动，穿宽松衣服，排空膀胱。

臀部运动：平躺，将一腿抬高，屈膝，使股靠近腹部，小腿紧贴臀部。然后再伸直，放下，左右交替。

子宫复原运动：身体俯卧，双膝分开与肩同宽，腰部伸直，脚部与地面成直角。可避免子宫后位及腰部酸痛。

仰卧起坐：用腰及腹部力量坐起，用手掌碰脚尖后再慢慢躺下。动作可重复。

产后第一天

- 足部运动：每小时重复10～15次；
- 腹式呼吸；
- 头颈部运动。

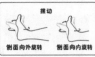

| 双足运动 | 足部旋转运动 |

31

尽早开始做，可预防下肢静脉血栓形成。

双足运动：平躺脚伸直，伸长脚尖，脚板下压，然后再向脚背方向弯曲，两脚可同时或轮流做。

足部旋转运动：平躺脚伸直，将脚板往外绕圈圈，然后在向内绕，两脚可同时或轮流做。

腹式呼吸（深呼吸运动）：平躺，闭口，用鼻深呼吸气使腹部凸起后，再慢慢吐气并松弛腹部肌肉。

头颈部运动：平躺，头举起试着以下巴靠近胸部，保持身体其它各部位不动，再慢慢回原位。动作可重复。

产后第二天

- 第一天的运动仍可继续；
- 提肛和抬臀运动（可随时做）。

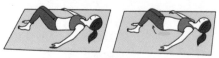

抬臀运动

32

提肛（Kegel）运动：紧缩阴道周围及肛门口肌肉，闭气，持续1～3秒再慢慢放松，吐气。动作可重复。可以锻炼骨盆底肌肉，预防子宫脱垂。

抬臀运动：此运动随时可做。平躺，双腿分开，双足着地，抬高臀部，并使膝部成直角，身体用足跟和肩部支撑，接着再使双膝靠拢，紧缩臀部肌肉。每回10次，至少维持5秒/次。注意夹紧臀部肌肉，背部不可拱起。做此运动时可同时做提肛运动。

产后第三天

- 前两天的运动可继续；
- 阴道顺产的产妇可尝试胸部运动、背部伸展动作等，可下床散步活动；
- 剖宫产产妇根据自身情况，坚持做床上和床旁运动，并尝试下床活动。

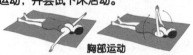

胸部运动

33

胸部运动：平躺，手平放两侧，将两手向前直举，双臂向左右伸直平放，然后上举至两掌相遇，再将双臂向后伸直平放，再回前胸后回原位。动作可重复。

背部伸展动作：俯卧位（趴着），可在髋关节下放一个枕头。将手肘撑在床上，然后尽量挺胸，眼睛往前看，同时将双脚和双腿伸直并拢，夹紧臀部并往上抬离床面，维持此姿势数秒钟，然后慢慢将脚放下。重复至少10次。

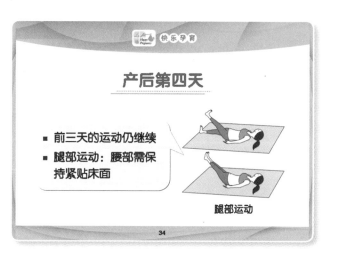

产后第四天

- 前三天的运动仍继续
- 腿部运动：腰部需保持紧贴床面

腿部运动

34

腿部运动：平躺，四肢伸直，双手置于身体两侧，将一侧腿抬高，足尖伸直，膝盖保持平直，然后将腿慢慢放下，再换另一侧，左右交替，动作可重复。

4. 产后运动注意事项

- 运动前排空膀胱；
- 运动前后及时补充水份；
- 产后运动卧位为主，宜选择硬板床或铺有垫子的地板上进行；
- 穿着宽松或弹性好的衣裤，运动后更换干净衣物；

35

- 保持室内空气流通，光线明亮；
- 所有运动配合深呼吸，缓慢进行；
- 避免过累；
- 若有恶露增多或腹部疼痛，需暂停运动。

36

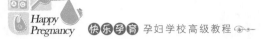
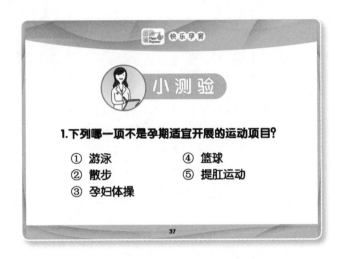

答案：④

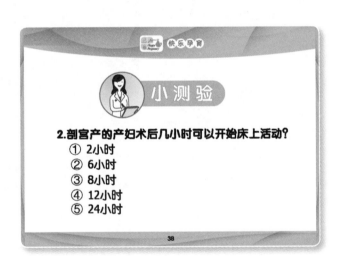

答案：②

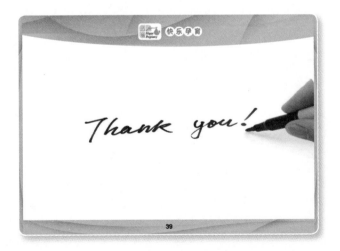

第七讲 自然分娩

自然分娩是指胎儿经阴道自然娩出的分娩方式；它是人类繁衍后代的一种自然生理过程，也是对母婴损伤最小、最理想的分娩方式。

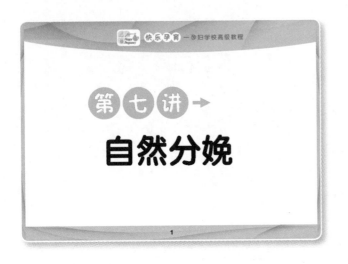

成功的自然分娩需要产妇自身的条件和信心，家人的支持以及优质的护理服务。

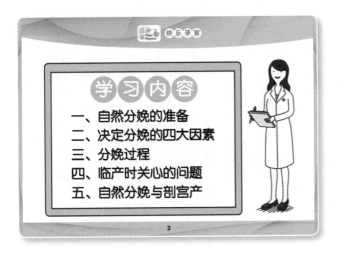

在妊娠期，孕妇的身体发生了适应性变化，如体重增加、组织和韧带变得柔软和有弹性；同时胎儿也做好了出生的准备，如胎儿保持头位，身体团缩起来等，这些都有利于胎儿娩出。

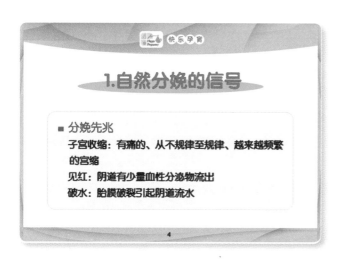

临产前，孕妇会出现一些症状，这些症状预示孕妇即将分娩。

子宫收缩：不规律宫缩指持续时间短（＜30秒）且不恒定的宫缩，间歇时间长且不规律，宫缩强度不增加；规律宫缩是指每5分钟左右出现一次的宫缩；

见红：在临产前24～48小时内，因宫颈内口附近的胎膜与该处的子宫壁分离，毛细血管破裂有少量出血，与宫颈管内黏液栓相混并排出，注意见红与阴道出血的区别；

破水：临产前胎膜破裂，俗称破水。破水后超过12小时不临产者，容易引发感染，所以，破水后要平卧，头低臀高位，及时就医。

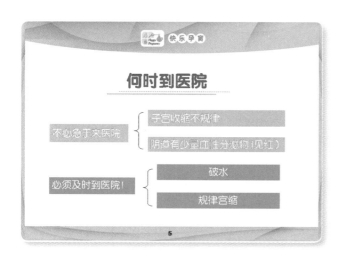

如果你是初产妇，一定要在出现规律宫缩后半小时内到医院。

如果你是经产妇，一定要在出现宫缩就即刻到医院，因为经产妇产程时间一般比初产妇短。

提醒孕妇根据距离医院的远近及交通条件等，提前做好准备。

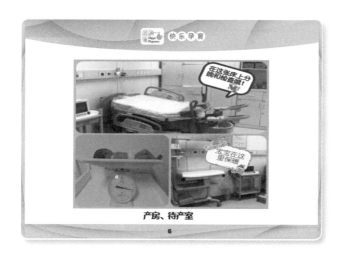

产房、待产室

熟悉待产室、产房及分娩环境，可用本院照片或现场实地参观，以减少孕妇对陌生环境的担心。

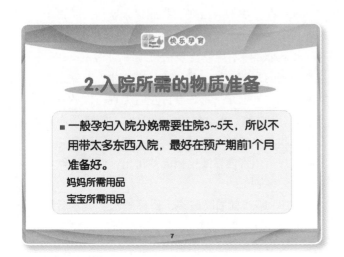

有无孕产期并发症和分娩方式决定了住院时间的长短。

妈妈和宝宝所需用品，可列出清单供孕妇参考。

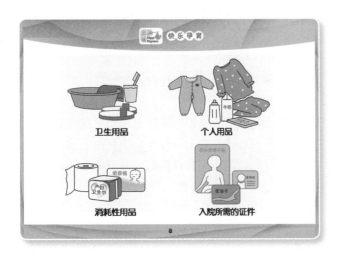

卫生用品：牙刷、牙膏、毛巾、脸盆、拖鞋等；

个人用品：睡衣、哺乳用品、餐具、水杯、妈妈和宝宝的衣服、食物等；

消耗性用品：产妇卫生巾、卫生纸、纸尿裤、湿纸巾等；

入院所需的证件及产前检查资料：身份证、医保卡、银行卡或现金、保健手册、各项化验单等。

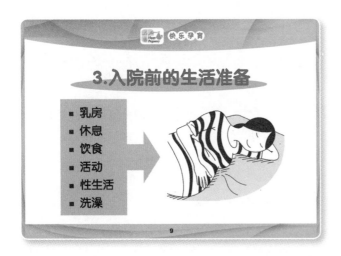

乳房：妊娠期间做好乳房、乳头护理，有助于宝宝出生后能顺利吃到母亲的初乳。

休息：分娩时消耗体力较大，故分娩前必须保证充足的睡眠。

饮食：吃易于消化的食物，待产时准备牛奶、巧克力、香蕉等能够迅速产生能量的食物。

活动：接近预产期的孕妇应尽量不外出，但做一些轻微运动还是有好处的。

性生活：临产前应禁止性生活，以免引起破水和产时感染。

洗澡：住院前应洗澡，以保持身体清洁，洗澡时须防止跌倒摔伤，最好有家人陪伴，临产前不宜长时间洗热水澡，以免体力消耗过大。

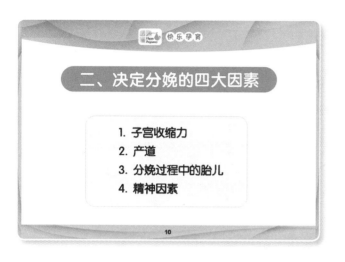

每一个因素都对分娩有影响。子宫收缩是分娩的动力，在产程中，宫缩的强度、收缩时间、间隔时间等都要达到一定的标准；产道是否与胎儿大小相称等，都决定分娩顺利或困难；胎儿的大小和胎儿的姿势，以及胎儿在骨盆中是否做适应性旋转；精神因素主要对产程进展、产程长短和产妇对疼痛的感觉有关系。

讲课时建议拿挂图示意说明（妇幼中心提供的分娩挂图）。

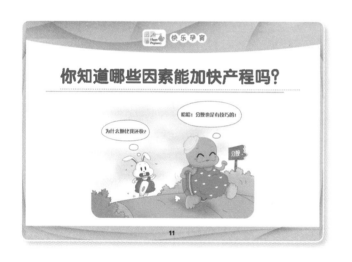

分娩的时间长短不一，四个因素共同决定了分娩的快慢，也决定了产时疼痛的程度与时间长短。

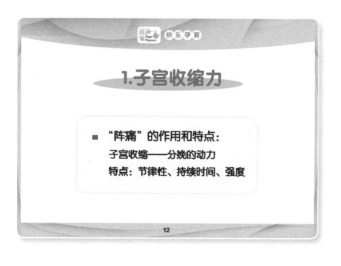

子宫收缩的目的是将胎儿娩出体外。通过子宫有节律的收缩，胎儿身体最靠近子宫出口的部位会促使子宫口扩张，逐渐使胎儿娩出妈妈体外。

产程中充足的食物摄入和坚定的自然分娩信心，有助于维持良好的产力。

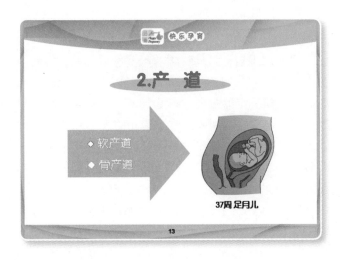

软产道：子宫颈、阴道、会阴

会随着产程的进展而不断松弛，以协助胎儿娩出。

骨产道：骨盆

产道并非一条直线，而是曲折不平的，胎儿要通过一系列动作来适应骨盆的形态，所有过程都及时机转，才能顺利完成自然分娩。

参见挂图及女性骨盆图。

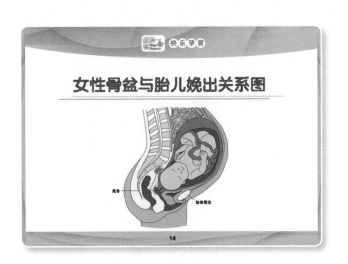

女性骨盆：入口平面呈扁圆形，中骨盆平面和出口平面为前后椭圆形（前后径长），胎儿在通过骨盆时必须旋转来适应骨盆的形状。

可以用挂图解释。

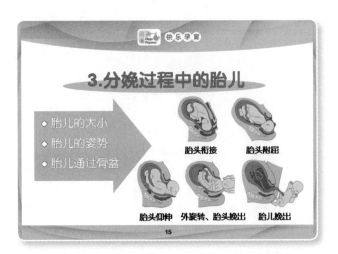

胎儿过大或胎儿姿势不好，如：臀位或枕横位、枕后位等，都会出现分娩困难，造成产程延长。胎儿保持低头、四肢交叉屈曲姿势，有利于减少分娩的阻力。（可配合图示或道具演示分娩过程）

理想的胎儿体重 3200 克左右，但如果产力好，骨盆较宽大，4000 克的胎儿也可自然分娩。

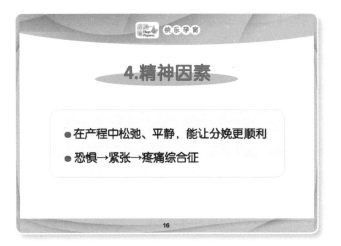

快乐孕育

4.精神因素

- 在产程中松弛、平静，能让分娩更顺利
- 恐惧→紧张→疼痛综合征

16

产程中，产妇的精神状态和对自然分娩的自信心非常重要。

精神过度紧张会造成体内致痛物质分泌增加，导致子宫收缩不协调，影响产程进展。不协调的子宫收缩和产程时间延长会增加产妇疼痛。

快乐孕育

三、分娩过程

1.四大产程   4.利用体位加速产程
2.产程进展   5.自我调节
3.待产中的你   6.陪产中的丈夫

17

快乐孕育

1.四大产程

- 第一产程：从规律的子宫收缩到宫口开大至10厘米（16~20小时）

分期 { 潜伏期：初产妇平均8小时
　　　　　　最大时限16小时
　　　活跃期：初产妇一般为4小时
　　　　　　最大时限8小时

18

第一产程：鼓励孕妇少量多次进食，吃高热量易消化事物，并注意摄入足够水分，以保证精力和体力充沛。注意活动与休息，勤排尿。

第一产程分为潜伏期和活跃期，潜伏期时疼痛可忍受，但宫口开得慢，注意休息、进食；活跃期时疼痛加剧，宫口开得快，产妇自由体位，可根据条件适当使用镇痛法，医生会给予相应的处理措施。

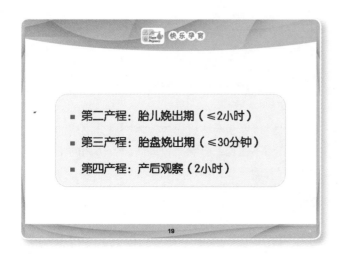

第二产程：胎儿娩出的时间，宫缩疼痛减轻，伴随不自主的排便感，并协助抬头俯屈，在助产人员的指挥下积极配合，缓慢娩出胎头，避免会阴撕裂伤。

产后观察：医务人员会按时按压宫底，观察子宫收缩及阴道出血情况，产后观察期如有特殊情况，应随时告诉医生。

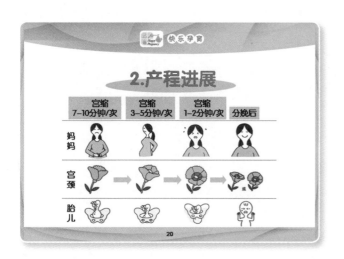

宫缩间隔时间依次为：7～10分钟/次、3～5分钟/次、1～2分钟/次及分娩后，妈妈的感受、宫颈的变化及胎儿娩出的示意图。

给孕妇讲解时，还可结合宫口扩张及胎头下降的图示或道具进行演示。

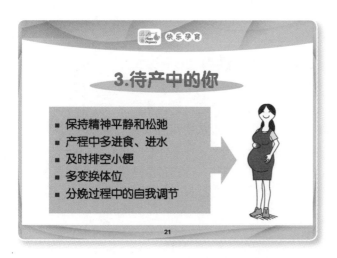

在分娩过程中，孕妇不要因为换了新的环境而太紧张，应该与家人多交流，和医生、护士多沟通，使自己心情放松，保持精神平静和松弛，这样有助于促进产程进展。家人需要准备一些有营养又易消化的食品，如：巧克力、水果、蛋糕和半流质食物等，因为分娩过程一般较长，需要保持足够的体力，尽量在进产房前补充足够的能量。同时还应注意一些问题，如要勤排尿，因为膀胱在盆腔中，如果总是充盈的话，会影响胎儿在骨盆中下降。如果没有破水，还要保持多活动，这样有利于胎儿在骨盆中下降和旋转。提醒孕妇注意破水后一定要卧床，避免发生脐带脱垂。

4.利用体位加速产程

- 行走或站立（上身直立位）；
- 坐姿:坐在椅子上、分娩球上；
- 蹲姿:蹲在床上或地上；
- 跪姿:跪在床上或垫子上（对腰痛有效）；
- 卧姿:左或右侧卧位。

22

利用不同体位可使身体更舒适并加速产程进展。有利于产程进展的体位包括:站立、坐、跪、蹲、走等姿势，总之尽可能保持上身直立，这样能加速产程进展。必须躺下时，要左侧卧位，可以减少胎儿发生缺氧的几率。上身直立位时，胎儿的头部正好在宫颈上方，宫缩时能压迫宫颈，促进宫口扩张。

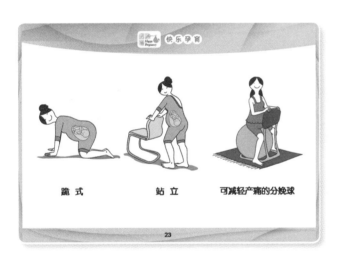

跪式　　站立　　可减轻产痛的分娩球

23

跪式可以减轻腰部疼痛；

站立时，可找一个物体支撑自己的身体，轻轻地晃动。

坐在分娩球上，既可以保持上身直立，又可以促进身体舒适、加快产程。

5.自我调节

- 宫缩间歇时多活动、勤排尿，宫缩时采取最舒适的姿势。
- 保持上身直立位，使胎头有效地压迫在宫颈上，扩张宫口，加速产程进展。
- 克服焦虑、恐惧，保持愉悦心情。
- 采用多种放松方法：缓慢地呼吸、听音乐、看电视、聊天、唱歌、低声呻吟、叹气等。
- 利用自我暗示法：宫口开大，胎儿下降。想象拥抱、爱、冲浪等以转移注意力，尽量不去想宫缩疼痛。

24

产妇可以使用一些自我调节的方法，选择适合自己的方法，帮助自己能够舒适一些，减少麻醉药物的应用。

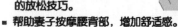

6.陪产中的丈夫

- 最重要的是给予妻子精神和情感上的支持。
- 不断提醒妻子使用在孕期学过的放松技巧。
- 帮助妻子按摩腰背部，增加舒适感。
- 提醒妻子多饮水、多进食、勤排便，帮她擦擦汗。
- 多说些鼓励和赞扬妻子的话，让她有信心坚持到底。

25

如果医院允许丈夫或家属陪产，那么不要放弃这个机会，丈夫可以给予妻子精神上的鼓励和安慰，让她有分娩的自信心一直坚持到底。帮助妻子多饮水、勤排便、多进食，勤给妻子擦汗，悉心照顾。

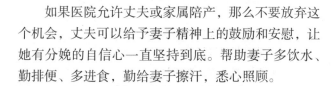

四、临产时关心的问题

1. 胎儿宫内缺氧
2. 脐带绕颈
3. 不要惧怕"阵痛"
4. 保护会阴

26

提示孕妇脐带绕颈不必过于紧张，也不是剖宫产的指征。

在临产后，医护人员会密切观察产程，监测胎心、胎动，检查宫口扩张及胎头下降等情况，如发现胎儿宫内缺氧或其他异常情况，医生会及时选择适合孕妇的分娩方式。

阴道产的过程中，助产士或医生会帮助孕妇保护会阴，必要时有可能采取会阴侧切。

1.胎儿宫内缺氧

- 胎心小于120/分钟或大于160次/分钟，提示胎儿可能宫内缺氧。

27

2.脐带绕颈

妊娠中期，由于羊水相对较多，胎儿较小，因此胎儿的活动空间比较大，胎儿活动可造成脐带绕颈，脐带绕颈不是剖宫产的指征，孕妇也不必过于紧张。

28

正常脐带长 30 ~ 70 厘米，平均长度约 50 厘米，只有当脐带绕颈圈数过多、缠绕过紧时，才会对胎儿有影响，即使脐带不绕颈，当脐带受压时，胎儿也可能会出现缺氧症状，医生会密切观察产程进展。

3.不要惧怕"阵痛"

- "阵痛"是宫缩的表现；
- 不要把"阵痛"等同于危险；
- 不要把使用麻醉镇痛等同于安全！

29

分娩的疼痛同其他疼痛一样具有保护母婴的作用，因为随着疼痛的出现母亲会作出相应的动作和反应，如来回移动自己的身体。通过这种活动，可促进了胎儿在骨盆里旋转，不仅有利于减轻"阵痛"，也有助于加快产程进展。

镇痛的分类

- **非药物镇痛**
  （鼓励和提倡使用，对母婴没有任何影响）：
  导乐、家属陪产、自由体位、非药物镇痛仪、拉玛泽减痛分娩法、导乐仪等
- **药物镇痛**
  （不主张使用，对母婴可能有不良影响）

30

分娩镇痛有两种方法，一种是非药物方法镇痛，鼓励和提倡孕妇采用；另一种是药物镇痛，后者可能对母婴有一定不良影响，如影响子宫收缩，使产程延长，胎儿在骨盆中旋转受到影响等，因而不主张使用。

但是，对于一些对疼痛耐受程度较低的妈妈，使用非药物镇痛感觉效果不理想，可能还需要使用药物镇痛方法。请根据各医院的具体情况，向孕妇介绍安全、适宜的药物镇痛方法，孕妇可根据自身情况并遵照医生的建议选择使用。

4.保护会阴

- 为了不出现会阴撕裂，助产士通常会用手控制着胎儿前进，等待阴道口扩张，这叫做保护会阴。
- 妈妈和宝宝有合并症或并发症时，为了保护母儿健康和安全，有可能采取会阴侧切、产钳助产或手术助产（剖宫产），以尽快结束分娩。

31

五、自然分娩与剖宫产

1. 对母亲的影响
2. 对胎婴儿的影响

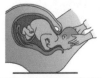
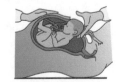

32

自然分娩是指胎儿经阴道自然娩出的分娩方式；它是人类繁衍后代的一种自然生理过程，也是对母婴损伤最小、最理想的分娩方式。

1.对母亲的影响

	自然分娩	剖宫产
过程	符合生理过程	需有指征，干预性
身体恢复	快	慢
并发症	出血量少 感染几率小 子宫无伤口	术中出血量较多,易感染 增加血栓性疾病发生率 腹腔粘连
再次妊娠的风险	风险小	增加宫外孕风险,子宫瘢痕可导致流产时大出血,再次妊娠时,前置胎盘、胎盘植入、产后出血的风险增高

33

强调剖宫产只适用于有医学指征的孕妇，是不能顺利自然分娩的补救措施。

对母亲的影响：有人认为剖宫产的母亲体型恢复更快，其实分娩方式与体型变化无关。产后哺乳可以消耗孕期中储备的脂肪，更有利于体型恢复。

剖宫产术后，腹腔内可能存在粘连，会增加今后发生宫外孕的几率。

分娩方式对胎儿的智力没有明显影响，剖宫产的孩子聪明是无依据的。

自然分娩时，子宫收缩对胎儿形成合适的挤压，可以将胎儿呼吸道内的羊水排出，新生儿出生后更易迅速建立正常呼吸，新生儿窒息和吸入性肺炎的发生率均较低。

阴道产分娩后婴儿立即与母亲皮肤接触，不仅可保暖，还可促进母婴情感联系，婴儿能听到熟悉的母亲心跳声音，有助于母乳喂养成功。

母体的免疫物质可以经产道传递给新生儿，早期接触母亲阴道内的肠道菌群，有助于增加免疫力，减少过敏情况的发生。

剖宫产后受麻醉和体位的影响，加之术前禁食，影响早吸吮、早开奶，不利于母乳喂养。

2.对胎婴儿的影响

	自然分娩	剖宫产
智力	无明显影响	
呼吸	子宫收缩及产道挤压作用，新生儿窒息及吸入性肺炎发生率低	未经产道挤压，新生儿窒息及吸入性肺炎发生率高
免疫	有助于免疫系统的发展与成熟	容易发生感染性疾病
营养	出生后即刻得到母乳喂养	不能及时得到母乳

34　34

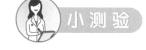

小测验

1. 初产妇孕晚期出现以下哪些情况，需要立即去医院？（多选）

① 破水　　　　④ 不规律宫缩
② 阴道大量出血　⑤ 规律宫缩5分钟一次
③ 见红

35

答案：①、②、⑤

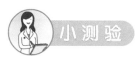

小测验

2. 没有破水和其他异常情况的孕妇，在待产过程中以下哪种做法是不正确的？（单选）

① 进食、饮水　　④ 精神放松
② 及时排尿　　　⑤ 多变换体位
③ 绝对卧床休息

36

答案：③

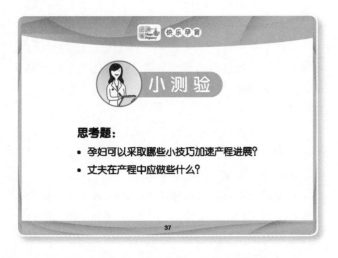

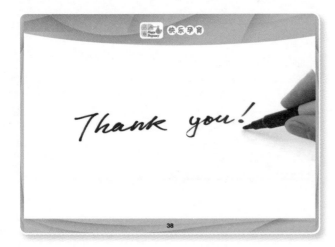

第八讲 母乳喂养

母乳是婴儿最理想的天然食物，含有0~6月婴儿生长发育所需的全部营养，最容易消化和吸收。母乳中含有独特的抗体，可以预防宝宝发生呼吸道感染、过敏、腹泻等疾病。母乳喂养可以增加母婴之间的感情，当宝宝在妈妈怀里吃奶的时候，可以听到母亲的心跳，得到更多安慰，利于宝宝情感发育。

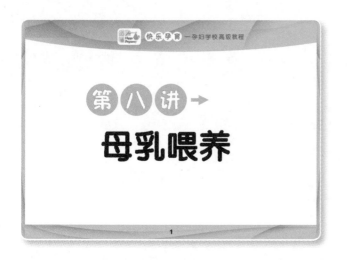

母乳是妈妈给宝宝最好的礼物。虽然母乳喂养是哺乳动物的本能，但是对于新妈妈来说，仍然是一门功课。

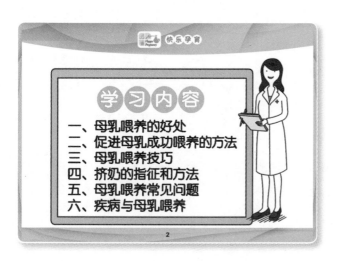

在本课程中，不仅会讲解母乳喂养的好处以及人工喂养的风险，还要讲解母乳喂养中的一些技巧，以帮助母亲在母乳喂养的过程中能够应对一些常见问题。

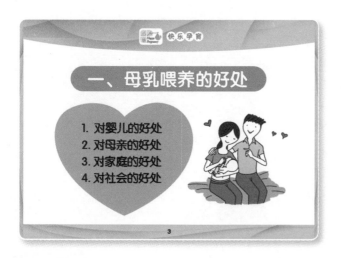

母乳喂养对婴儿、母亲、家庭、社会等四个方面都有好处。

1. 对婴儿的好处

快乐孕育

- 易消化，易吸收，含有婴儿所需的全部营养，有助于婴儿发育；
- 保护婴儿免于感染，预防腹泻和呼吸道感染；
- 减少过敏性皮炎的风险；
- 减少儿童期肥胖的发生；
- 有利于母子之间的感情交流、宝宝的情感发育。

4

母乳是婴儿最理想的天然食物，含有 0~6 月婴儿生长发育所需的全部营养，最容易消化和吸收。母乳中含有独特的抗体，可以预防宝宝呼吸道感染、过敏、腹泻等疾病的发生。母乳喂养可以增加母婴之间的感情，当宝宝在妈妈怀里吃奶的时候，可以听到母亲的心跳，得到更多安慰。母乳喂养时，宝宝与妈妈的视线交流，有利于宝宝情感发育。母乳喂养还可促进婴儿口腔发育，预防牙齿咬合不正。

2. 对母亲的好处

快乐孕育

- 有助于建立亲子关系；
- 有助于推迟再次妊娠；
- 帮助子宫收缩，减少阴道出血，预防产后出血；
- 减少发生乳腺癌和卵巢癌的危险，保护母亲健康；
- 消耗母亲多余脂肪，促进体型恢复，使乳房丰满。

5

由于哺乳促进了母亲体内分泌催产素，可以促进子宫复旧，预防产后出血的发生。哺乳期间由于抑制卵巢排卵，可以延迟母亲再次怀孕的时间。

3. 对家庭的好处

快乐孕育

- 经济
- 方便
- 温度适宜
- 减少污染的机会

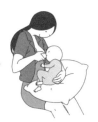

6

母乳喂养不仅给妈妈和孩子带来好处，同时可为家庭减少一笔不小的开支。可以请孕妇们计算一下吃奶粉要花费多少？这些钱可以为家庭添置什么？从母体流出的乳汁温度适宜，无论何时都可以马上给孩子吃，而使用配方奶则需要提前调配，并特别需要掌握好奶的温度，以免烫伤孩子。母乳喂养更方便，减少了奶具消毒的麻烦，也减少了乳汁被污染的可能。

4. 对社会的好处

- 母乳喂养的孩子身体素质好，不易患病，有利于提高全民身体素质。
- 母亲与婴儿依恋更多，小儿智能、社交能力发育好，有助于家庭和睦、社会安定。

7

吃母乳的孩子身体发育会更好，即使是妈妈上班后，也会因为孩子健康而减少请假，所以，很多单位也鼓励母乳喂养。母乳喂养有助于婴儿智力和情感的发育。

二、促进母乳成功喂养的方法

1. 树立母乳喂养的信心
2. 了解母乳制造和分泌机制
3. 早接触、早吸吮、早开奶
4. 按需哺乳＆母婴同室
5. 保证乳汁充足
6. 开奶前不给婴儿喂任何食物或饮料
7. 不要给吃母乳的婴儿使用奶瓶、奶嘴

8

实现成功的母乳喂养是众多母亲的心愿，树立信心是促进母乳喂养成功的第一步。像所有的哺乳动物一样，婴儿一出生就应该开始母乳喂养，你不必担心你的孩子不会吃奶，因为这是人类的本能，越早的应用这种能力，母亲和孩子都会更早地相互适应。早接触、早吸吮和早开奶是促进母乳喂养成功的关键，生后第一个小时内将新生儿抱在母亲怀里，与母亲进行肌肤接触，并让其吸吮乳房。所谓按需喂哺，就是只要孩子想吃就喂，不需要像人工喂养那样有时间限制。

1. 树立母乳喂养的信心

- 世界卫生组织、联合国儿童基金会向全球的母亲倡议：
在生命的最初6个月，应对婴儿进行纯母乳喂养，以实现最佳生长、发育和健康。之后，添加营养丰富的补充食物，继续母乳喂养至两岁或两岁以上。

9

母乳是大自然赠给人类最珍贵的礼物。哺乳期是人类"情商"开发的黄金季节。女性在哺乳的过程中，赋予孩子的不仅是最理想的天然食物，还赋予孩子爱的哲学、爱的艺术，以及人际沟通的智慧和健全的人格。

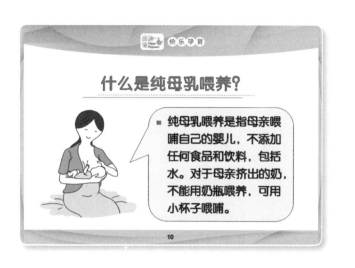

纯母乳喂养是指 6 个月以内的婴儿只吃自己母亲的乳汁，不添加任何食品（包括水在内）。使用奶瓶或橡皮奶嘴可以造成新生儿乳头错觉。需要加奶或喂药时可使用小杯、小勺或乳旁添加。乳头错觉是指新生儿接触橡皮奶嘴而不愿意吸吮母亲乳房的现象。由于橡皮奶嘴较长、乳孔较大，更容易得到乳汁，而吸吮妈妈的乳房更用力，新生儿会因为这些感受而不愿意在母亲乳房上吸吮。即使使用小杯、小勺喂哺，也应注意培养新生儿主动吸吮的能力，避免发生勺错觉、杯错觉。加奶或喂药时，一定要在专业人士指导下进行。

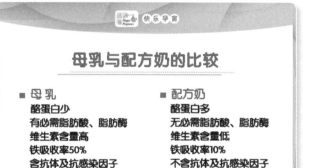

配方奶一直在模仿母乳，但其营养价值无法与母乳相媲美。配方奶粉中蛋白质分子量较大，婴儿的消化系统还没有发育完善，因此不能完全将其中的物质消化，一些未被消化吸收的物质会排出体外（大便中有奶瓣），同时喂配方奶粉的婴儿要添加水、维生素等，增加了喂养的工作量，由于配方奶中没有抗体，吃奶粉的婴儿与吃母乳的婴儿相比，更早或更容易生病。

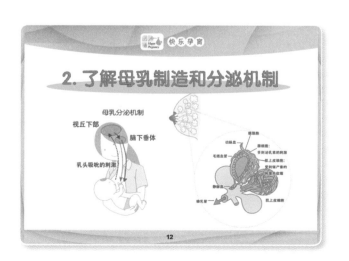

乳房主要由腺泡、输乳管和脂肪组织构成。腺泡由大量的腺细胞组成。母乳在腺细胞中产生，然后分泌到腺泡内，通过输乳管排出体外。腺泡周围的肌上皮细胞像泵一样收缩排出母乳。

在宝宝吮吸乳头的刺激下，母亲会产生叫做泌乳素和催产素的激素。泌乳素传达将血液变成母乳的命令，催产素发挥促使聚积在输乳管中的母乳排放的作用。当宝宝吮吸乳头时，母乳被排出。最开始进行母乳喂养的时候，由于宝宝和妈妈都是新手可能不顺利。随着反复哺乳，妈妈和宝宝会逐渐熟练，相互配合。

3. 早接触、早吸吮、早开奶

- 早吸吮可促进下丘脑释放催产素，刺激子宫收缩，减少产后出血；
- 早吸吮可强化婴儿的吸吮能力，因为分娩后婴儿的觅食反射最强，是强化吸吮的好机会；
- 早吸吮刺激乳头，反射到大脑皮层，促进泌乳素分泌，促进乳汁产生；
- 早吸吮有利于婴儿获得初乳的营养。

13

早吸吮是指自然分娩后立即喂哺自己的婴儿或剖宫产术后回到母婴同室病房立即喂哺自己的婴儿。自然分娩的妈妈孩子出生后就可以和自己的宝宝亲密接触了，有利于早接触、早吮吸、早开奶；剖宫产的妈妈要等手术结束后回到母婴同室病房才开始进行皮肤接触。

这时期开始喂奶可以强化新生儿的吸吮能力，让婴儿对母亲的乳房更感兴趣，以促进母亲更快"下奶"，还可以让母婴之间的情感联系更紧密，喂养关系更加和谐。母婴的亲密接触可以促进妈妈子宫收缩，减少产后出血。

珍贵的初乳

- 初乳是婴儿早期最好的食品。
- 分娩后5-7天内分泌的乳汁称为初乳。初乳的颜色为黄白色。初乳的分泌量虽少，但足够满足新生儿的需要量。

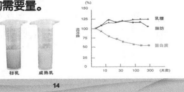

初乳　成熟乳

14

新生儿的胃容量：

出生 1 ~ 2 天的新生儿的胃容量为 5 ~ 7 毫升，相当于一个弹珠大小；出生 3 ~ 4 天的新生儿胃容量为 22 ~ 30 毫升，相当于一个乒乓球的大小；出生 5 ~ 7 天新生儿胃容量为 44 ~ 59 毫升，相当于一个鸡蛋大小。

图示：人乳中的一般成分随时间的变化，以产后 3 ~ 5 天的成分为 100%，用相对值表示。

初乳的好处

- 初乳含有丰富的蛋白质和抗体，是婴儿的第一剂疫苗；
- 初乳中的免疫活性物质，能够抵抗细菌和病毒的感染；
- 初乳促进胎便排出，减轻新生儿黄疸；
- 初乳中的生长因子能帮助肠道成熟，防止过敏及乳糖不耐受；
- 初乳中的维生素A有助于降低婴儿感染的可能性，促进眼部发育。

15

前奶和后奶

- 前奶是每次喂奶开始时的奶，其中含有丰富的蛋白质、乳糖、维生素、无机盐和水分，外观看起来较稀一些。
- 后奶是每次哺乳将近结束时的奶，因含有较多脂肪，水分较少，外观看起来较粘稠。

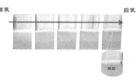

前乳　　　　　后乳

16

乳汁的成分在每次哺乳时也会有所变化，前奶和后奶所含的成分有所不同，由于后奶的脂肪含量高，提供的能量多，所以尽可能让婴儿吃到后面的乳汁，婴儿才能获得更多的营养并且产生饱腹感。因此每次哺乳时一定要让婴儿将乳房充分的吸空。

乳汁的分泌量和新生儿的胃容量几乎是完全一致的，婴儿出生2周、6周、3个月时，有时妈妈会觉得奶不足，这是正常现象，这些时候的婴儿生长比较快，需要量大，婴儿饿了，就吸吮乳房，2～3天后乳汁的分泌量就会和婴儿的胃容量达到新的平衡。

4. 按需哺乳&母婴同室

- 按需喂哺：当孩子饿了或母亲乳房胀了就应喂哺。喂奶的次数和间隔时间不受限制。
- 母婴同室：母婴24小时在一起，每天分开的时间不超过1小时。

17

按需哺乳：有两层意思：1.母亲奶涨了需要喂婴儿；2.孩子饿了需要找妈妈吸吮乳汁。按需哺乳才能做到频繁哺乳，预防妈妈奶涨和促进更多的乳汁分泌。按需哺乳能保证婴儿生长发育的需要，频繁有效地吸吮能刺激泌乳素和催产素的分泌，加速产后子宫的复旧，并能预防乳腺炎的发生。

母婴同室：有利于妈妈按需哺乳和观察、护理婴儿，并可保证按需哺乳，促进乳汁分泌，增加母子感情。母亲可更早掌握母乳喂养技巧。

母婴同室就是让母婴24小时同在一室，每天分开的时间不超过1小时。这样可以促进妈妈按需哺乳，宝宝吸吮的次数越多，乳汁就产生得越多、产生得越快。

5. 保证乳汁充足

- 树立信心，相信自己有足够的乳汁；
- 多接触、勤吸吮，按需哺乳，每天8-12次，注意夜间坚持喂母乳；
- 正常足月新生儿不要增加母乳以外的任何饮料、食物；
- 母亲注意休息、放松和均衡营养；
- 做好乳房护理。

18

相信自己奶量足够，喂奶和休息与孩子同步，膳食多样、适量和平衡。

每次喂奶时，应与孩子进行肌肤间的接触。生产后前2周，应频繁喂奶，可每隔1～2小时喂一次，频繁的吸吮既刺激了泌乳反射也促进了喷乳反射，使孩子更容易、更多地吸到乳汁；勤吸吮还能防止乳腺导管阻塞。孩子需要越多，吸吮次数越多，乳房产奶也会越多。

乳房护理：包括热敷、按摩和挤奶等，以减轻乳房胀痛和维持乳汁的分泌。

体重增长速度是判断母乳是否充足的敏感指标。

新生儿出生后前 10 天会有生理性体重下降，以后随着乳汁增多，新生儿吃奶量也相应增加，才开始增长体重。满月时，新生儿体重增长只要达到 600g 就可以了。

婴儿 1~3 个月期间体重平均每月增长 700~900 克，4~6 个月平均每月增长 400~600 克。

一般来说，婴儿吃完奶以后，母亲的乳房感觉软了，会轻松许多；婴儿吃奶后，能够安静入睡较长时间；在两次吃奶之间情绪表现得愉快和满足，眼神对周围事物表现出兴趣，都是婴儿吃饱的表现。

如何判断乳汁是否充足？

- **体重增长速度**：出生7~10天体重恢复后，每天增长25~30克
- **满月增重**：600克及以上

19

■ 小便次数&大便次数：

出生天数	小便次数	大便次数	大便
第一天	1次	1次	墨色
第二天	2次	2次	墨色或墨绿色
第三天	3次	3次	棕、黄绿、黄
第四天	4次	4次	棕、黄绿、黄
第五天	5次	4次	黄色
第六天	6次	4次	黄色
第七天	6次	4次	黄色

如果母乳不足，需及时咨询医生。

20

新生儿出生后，前 3 天由于摄入奶量较少，大小便次数见表格。

新生儿体重增长速度缓慢、小便次数少，是判断母乳不足的重要指标，应及时找医生咨询。

---

6. 开奶前不给婴儿喂任何食物或饮料

- **母乳需求少**

- **预防"乳头错觉"**

21

新生儿出生时，体内水分占体重的 75%，且体内存有碳水化合物、脂肪、蛋白质等，可以提供能量。且新生宝宝生后第一天的胃容量大约只有 5~7 毫升，头一天的初乳量足够正常足月新生儿的需求。另外，如果使用奶瓶或奶嘴喂养其他食物或饮料时，容易产生乳头错觉，影响母乳喂养。

7. 不要给吃母乳的婴儿使用奶瓶、奶嘴

- 防止"乳头错觉"
- 保证母乳喂养的顺利进行

22

由于奶瓶上的橡皮奶头较长，容易吸吮，宝宝吸吮时省力，更容易得到乳汁，使用习惯后，有些婴儿将拒绝吸吮母亲的乳头，影响母乳喂养的顺利进行。

三、母乳喂养技巧

1. 母亲喂奶时，抱婴儿的要点
2. 母亲喂奶体位
3. 托起乳房的方法
4. 正确的含接姿势

23

在母乳喂养技巧中，主要讲述母亲喂奶的姿势、婴儿含接乳房的姿势、手如何正确地托好乳房等。

1. 母亲喂奶时，抱婴儿的要点

- 孩子的头和身体成一直线；
- 孩子的脸对着乳房，鼻子对着乳头；
- 母亲抱着孩子贴近自己；
- 母亲不仅托着孩子的头和肩，还要托着孩子的臀部。

24

母亲和婴儿要做到"三贴"，胸贴胸、腹贴腹、婴儿的下颌贴在妈妈的乳房上（这样的姿势可以避免妈妈的乳房堵住婴儿的鼻子）。小婴儿活动能力有限，妈妈在喂奶时需要正确抱好婴儿。大婴儿活动能力好，已经掌握如何在乳房上有效吸吮到奶的技巧，因此只要抱住婴儿的上身就可以了。

注意：1. 头不要扭曲；2. 不要抱得过高；3. 不要抱得过紧。

这几点是经常出现的问题，也是造成婴儿不能很好地含接乳房的原因。

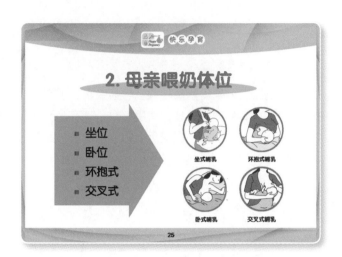

常用的抱奶体位有坐位、卧位、环抱式、交叉式等，其他有倾斜位、站位等。无论采取何种姿势，以妈妈和婴儿都感到舒适为宜。

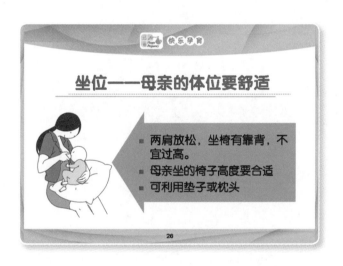

坐位哺乳时，母亲应坐在高矮适中的椅子上，后背可以使用靠垫支撑，椅子高时可以脚下踩一脚蹬，提高膝盖的位置。腿上可以应用喂奶枕或靠垫、枕头支撑孩子的身体。

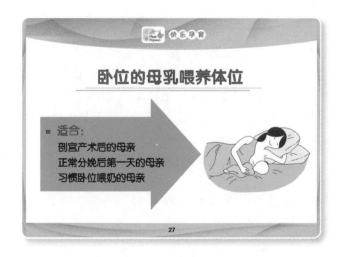

无论妈妈是剖宫产还是自然分娩，分娩后的第一天妈妈比较疲惫，需要卧床休息，因此采取卧位哺乳比较适宜。另外，夜间哺乳时采取此体位，母亲和婴儿可以同步休息。

快乐孕育

母亲卧位喂养婴儿的要点

- 帮助母亲采用舒适放松的体位躺着；
- 母亲要侧卧位；
- 头枕在枕头的边缘；
- 母亲的手臂要放在上方枕头旁；
- 让新生儿的头部能自由活动；
- 不论母亲用何种体位4个要点都适用。

28

侧卧哺乳的母亲要注意身体需完全侧卧，避免婴儿只吸吮乳头（无效吸吮）；身体下方的手臂不要环抱婴儿，以免哺乳时睡着，乳房妨碍婴儿呼吸时，造成婴儿头部无法移动。

快乐孕育

环抱式抱奶体位

- 适合
  双胎
  孩子含接有困难
  治疗乳腺管阻塞
  母亲喜欢这种体位

29

此种哺乳方式还适合乳房较大、婴儿含接困难时，以及剖宫产术后初期哺乳等情况。

快乐孕育

环抱式哺乳体位的方法

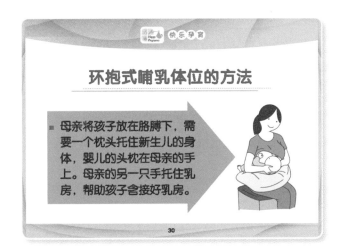

- 母亲将孩子放在胳膊下，需要一个枕头托住新生儿的身体，婴儿的头枕在母亲的手上。母亲的另一只手托住乳房，帮助孩子含接好乳房。

30

前面提到哺乳时的4个要点同样适用于环抱式的方法。母亲托住乳房的手在婴儿含接好后可以松开，除非妈妈的乳房比较大需要喂奶时托起（大乳房下垂，乳房下面的乳腺管弯曲角度比较大，乳汁不易流出，因此需要妈妈用手托起，改变乳房下方乳腺管的角度）。

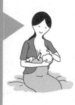

交叉式的喂养体位

- 母亲用乳房对侧的胳膊抱住孩子；
- 母亲用前臂托住婴儿的身体；
- 婴儿的头枕在母亲的手上；
- 母亲的手在婴儿的耳朵或更低一点的水平位置，托住婴儿的头部；
- 用枕头帮助托着婴儿的身体；
- 可用乳房同侧的手托起乳房，而不是将婴儿的头部推向乳房。

31

交叉式哺乳体位，因妈妈的手臂要托住婴儿整个身体，因此该哺乳姿势适合比较小的婴儿。

3. 托起乳房的方法

- 食指支撑着乳房基底部；
- 大拇指放在乳房的上方；
- 呈C字形；
- 托乳房的手不要在太靠近乳头处。

正确托乳

32

拇指和其他四指分开呈"C"字型托住乳房，帮助乳房塑形，方便婴儿将乳头和乳晕含接到嘴中。

托起乳房常见的问题

- 剪刀式；
- 雪茄式；
- 用手指按在婴儿鼻子上方；
- 手指太靠近乳晕；
- 医务人员将孩子推向乳房。

错误的剪刀式

33

这些姿势可以影响乳汁从乳房中流出，容易造成乳汁排出不畅，引起乳房肿胀或硬结；也妨碍了婴儿含接和吸吮，应尽量避免。

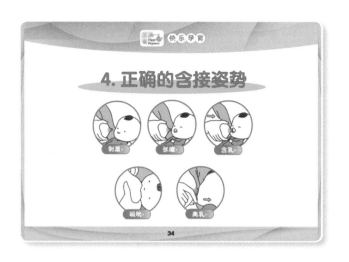

用乳头或乳晕下方刺激宝宝的嘴唇以刺激觅食反射。等待宝宝张大嘴巴后将乳头靠近宝宝。

靠近宝宝下颚的乳晕部分首先进入宝宝的口腔。确认宝宝是否稳固地含接住乳头及大部分乳晕。

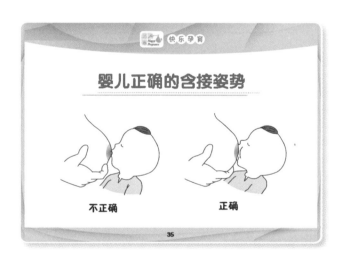

确保新生儿在母亲乳房上正确含接，新生儿才能有效地从乳房中吸吮乳汁，避免妈妈发生乳胀、乳头皲裂等问题。

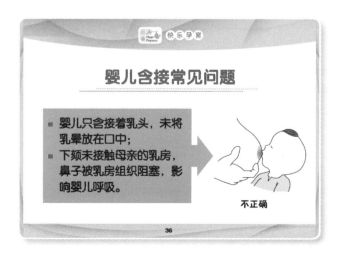

婴儿只含住乳头吸吮称无效吸吮，婴儿不能吸到乳汁，还会造成乳头皲裂和乳房肿胀。

含接姿势差的结果

- 乳头疼痛或皲裂
- 婴儿不能有效地吸出乳汁，可导致：
  乳房胀痛；
  婴儿不满意，吃奶时间长，总是哭闹；
  婴儿总吃不到足够的奶，可能受挫以至于完全拒绝吃奶，体重不增；
  乳房可能会产奶少。

37

含接姿势差时，不仅婴儿得不到乳汁，还会给妈妈造成一些乳房问题。

因为乳汁没有很好地排空，会影响乳汁的分泌量，最终可能导致母乳喂养失败。

四、挤奶的指征和方法

1. 发生哪些情况时需挤奶
2. 挤奶的方法
3. 挤奶的时间
4. 挤奶注意事项
5. 乳汁的保存与加热

38

1. 发生哪些情况时需挤奶

- 乳汁淤积、肿胀明显；
- 乳管堵塞或有硬结；
- 母婴分离；
- 早产儿无吸吮能力。

39

挤奶的好处：1.缓解奶胀；2.去除乳管堵塞或乳汁淤积；3.母婴分离，在母亲工作或外出时，母亲或新生儿生病时，保持泌乳；4.早产儿、低体重儿没有吸吮能力时，坚持母乳喂养。

如果婴儿吃一侧乳房就能吃饱，另一侧乳房中的乳汁一般不需要挤出，下一次喂奶让婴儿吸该侧乳房就可以了。如果另一侧乳房胀奶明显，可以挤出部分乳汁，下次让婴儿继续吸该侧乳房。

快乐孕育

2. 挤奶的方法

- 彻底洗净双手；
- 坐或站均可，以自己感到舒适为准；
- 将容器靠近乳房；
- 用拇指及食指向胸壁方向轻轻下压。

40

挤奶前要注意洗净双手，储存奶的容器应是清洁的，因为挤出的乳汁还要喂哺婴儿。

刺激射乳反射的方法：

1. 喝一些热的饮料，如：牛奶、汤类，不要喝咖啡和浓茶；2. 热敷乳房；3. 按摩后背；

用拇指及食指下压乳房时，不可压得太深，否则可能会引起乳导管阻塞。

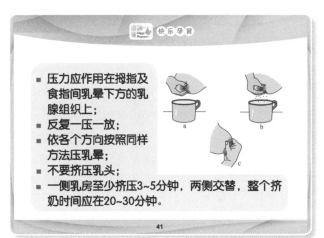

- 压力应作用在拇指及食指间乳晕下方的乳腺组织上；
- 反复一压一放；
- 依各个方向按照同样方法压乳晕；
- 不要挤压乳头；
- 一侧乳房至少挤压3~5分钟，两侧交替，整个挤奶时间应在20~30分钟。

41

挤奶时妈妈不应感觉疼痛，否则说明方法不正确。依各个方向压乳晕，能确保乳房内的乳汁都被挤出。乳房中的乳汁储存在乳腺管中，尤其是乳晕下方粗大的乳腺管中，因此挤压乳头不会出奶。不要指望3~5分钟就将奶挤干净，每次乳房挤3~5分钟，换另一侧乳房，需要两侧反复交替进行，整个挤奶过程需要20~30分钟。

3. 挤奶的时间

- 若产后母婴分离，分娩后6小时之内开始挤奶；
- 每3小时挤1次，注意夜间也要挤奶；

42

若产后母婴分离，如新生儿直接转入儿科，则母亲在分娩后6小时之内就要开始挤奶，以促使乳汁分泌；以后每3小时挤一次，包括夜间也要挤奶，因为夜间母亲体内分泌的泌乳素比白天多，泌乳量也更多。

4. 挤奶注意事项

- 挤奶时，注意室内温度，避免母亲受凉；
- 挤奶时，按摩力量要适度，切忌用力过猛；
- 选择大口容器存奶，每次尽量将乳汁挤干净；
- 挤出的乳汁在冰箱内冷冻或冷藏保存。

43

在挤奶的同时，注意不要使母亲的乳房受伤。

5. 乳汁的保存与加热

- 乳汁的保存
  新鲜母乳（室温25℃以下，可保存6~8小时）
  冷藏母乳（4℃恒温冰箱冷藏室，可保存24小时）
  冰箱冷冻母乳（-18℃以下冰箱冷冻室，可保存3~6个月）
- 乳汁的加热
  喂哺时隔水温热，不能用火煮热或用微波炉加热。
  解冻后的母乳在冰箱冷藏存放最多可保存24小时，解冻后的乳汁不可以重复冷冻。

44

室温低于 25℃，挤出的乳汁可保存 6~8 小时；放在冰箱内冷藏（4℃恒温）可保存 24 小时（放在冷藏室最里面，不要放在靠近冰箱门的部位）；冰箱冷冻母乳，在 -18℃ 以下时，乳汁可保存 3~6 个月，冷冻室内不能放其他物品。解冻后的母乳在室温下仅可保存 1 小时，在冰箱冷藏存放最多可保存 24 小时。喂哺时应隔水温热，不能用火煮热或微波炉加热，以免其中的活性物质被破坏。

五、母乳喂养常见问题

1. 乳头凹陷、扁平
2. 乳房肿胀
3. 剖宫产后哺乳
4. 乳头皲裂
5. 母乳不足

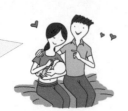

45

1. 乳头凹陷、扁平

- 孕期不必纠正；
- 不使用奶头、奶嘴，避免乳头错觉；
- 先牵拉乳头产生泌乳反射，待婴儿口张很大时迅速含接整个乳头、乳晕；
- 婴儿吸奶时，必须将乳头和乳晕含住；
- 尽量不要让乳房太胀，因太胀以后乳晕更不易含接。

46

2.乳房肿胀

- 婴儿要有正确的含接姿势；
- 增加婴儿的吸吮次数和吸吮时间；
- 使用吸奶器或采用手工挤奶；
- 为母亲按摩颈部、背部，轻轻按摩乳房；
- 母亲少喝汤汁。

47

3.剖宫产后哺乳

- 产后早接触、早吸吮；
- 麻醉消失后，母亲可侧卧位，让宝宝躺在床上侧卧吸吮乳房；
- 鼓励按需哺乳，特别是夜间让婴儿频繁地吸吮；
- 母亲可采用环抱式喂哺婴儿。

48

4.乳头皲裂

- 婴儿含接姿势不好容易引起乳头皲裂；
- 改正含接姿势；
- 喂完奶后挤一小滴奶涂在乳头上，保护乳头；
- 严重时，应在医生的指导下用药。

49

5.母乳不足

- 不设限哺乳；
- 正确的含接和哺乳姿势；
- 每天吸吮次数8~12次；
- 夜间坚持哺乳；
- 不轻易使用配方奶粉或安抚奶嘴。

50

六、疾病与母乳喂养

1. 甲肝　　5. 用药
2. 乙肝　　6. 妊娠合并糖尿病
3. 艾滋病　7. 巨细胞病毒感染
4. 感冒

51

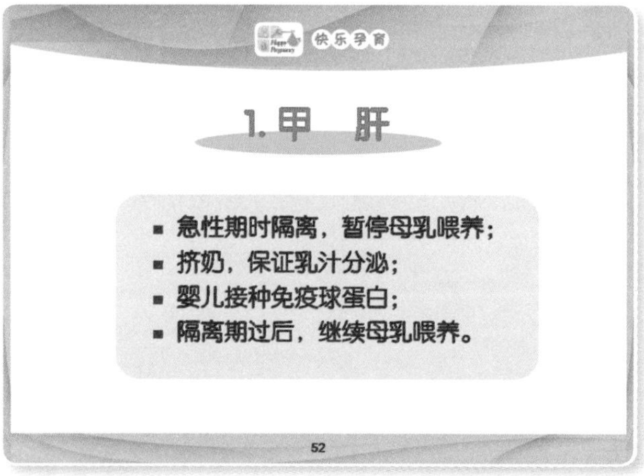

1. 甲 肝

快乐孕育

- 急性期时隔离，暂停母乳喂养；
- 挤奶，保证乳汁分泌；
- 婴儿接种免疫球蛋白；
- 隔离期过后，继续母乳喂养。

52

母亲患传染病期间，不宜喂母乳。
甲肝隔离期至少 4～6 周。

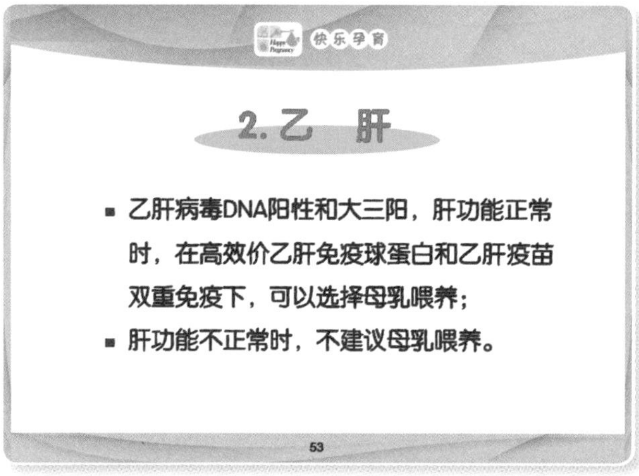

2. 乙 肝

- 乙肝病毒DNA阳性和大三阳，肝功能正常时，在高效价乙肝免疫球蛋白和乙肝疫苗双重免疫下，可以选择母乳喂养；
- 肝功能不正常时，不建议母乳喂养。

53

乙肝母亲实行母乳喂奶时，应注意：1. 喂奶前洗手，擦拭乳头；2. 乳头皲裂或婴儿口腔溃疡，暂停母乳喂养；3. 婴儿和母亲的用品隔离。

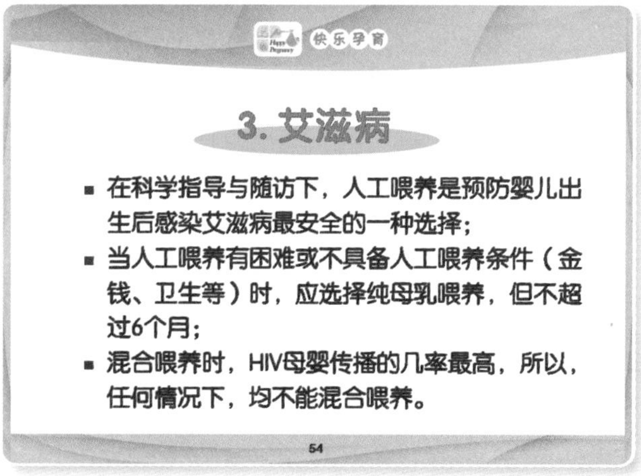

3. 艾滋病

- 在科学指导与随访下，人工喂养是预防婴儿出生后感染艾滋病最安全的一种选择；
- 当人工喂养有困难或不具备人工喂养条件（金钱、卫生等）时，应选择纯母乳喂养，但不超过6个月；
- 混合喂养时，HIV母婴传播的几率最高，所以，任何情况下，均不能混合喂养。

54

艾滋病毒感染的母亲可在孕期、产时及母乳喂养时使婴儿获得感染。

对母亲或者对受到艾滋病毒暴露的婴儿实施抗逆转录病毒药物干预，可降低通过母乳喂养传播艾滋病毒的风险。

4.感 冒

- 母亲感冒时，可以继续母乳喂养；
- 母亲每次喂奶时戴上口罩，不要对着婴儿呼吸；
- 服用感冒药时，要注意药品说明书或遵医嘱。

55

母婴在患病时的母乳喂养：大多数情况下无需停母乳，妈妈需要服药时，应遵医生指导。

5.用 药

- 母亲生病时，不要自己随便用药，应咨询医生；
- 用药时间选择在哺乳刚结束后，并尽可能与下次哺乳的时间间隔4小时以上；
- 乳母必须用药又缺乏相关安全保证时，建议暂停母乳。

56

大多数药物只能少量进入母乳，只有少数药物会影响到婴儿。大多数情况下，停止母乳喂养可能比药物有更大的危险。

如果母亲服用治疗精神病药或抗惊厥药，要监测婴儿有无嗜睡；避免使用四环素、氯霉素、灭滴灵、磺胺（加重婴儿黄疸）、雌激素（减少乳汁分泌）。

6.妊娠合并糖尿病

母乳喂养对糖尿病母亲有特殊的好处：

- 缓解精神上的压力；
- 减少婴儿成年后患糖尿病的风险；
- 减少母亲治疗所需要的胰岛素用量；
- 能有效缓解糖尿病的各种症状。

57

许多患有糖尿病的母亲在哺乳期间病情部分或全部好转。

在哺乳期用药的母亲不必担心药物对宝宝造成不良影响，因为，胰岛素分子太大，无法渗透到母乳中；而口服降糖药，在消化道可被破坏，不能进入母乳。

糖尿病患者容易感染各种病菌，母乳喂养期间要格外注意血糖水平，注意个人卫生，保护好乳头不受感染。

7. 巨细胞病毒感染

母乳喂养是婴儿巨细胞感染的重要来源。早产儿亦是如此。母亲在CMV IgM阳性时，不应母乳喂养。待CMV IgM转阴，CMV IgG阳性后，可进行母乳喂养。期间应按时将母乳挤出，弃掉。

58

小测验

1. 以下哪一项不是促进母乳喂养成功的措施？（单选）
① 早接触、早吸吮、早开奶
② 24小时母婴同室
③ 按时哺乳，每3小时一次
④ 开奶前不给婴儿喂任何食物或饮料
⑤ 不给吃母乳的孩子使用奶瓶、奶嘴

59

答案：③

小测验

2. 满月新生儿体重增长应达到多少克？（单选）

① 500   ④ 800
② 600   ⑤ 1000
③ 700

60

答案：②

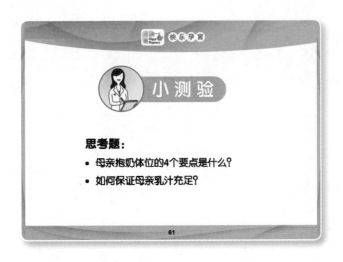

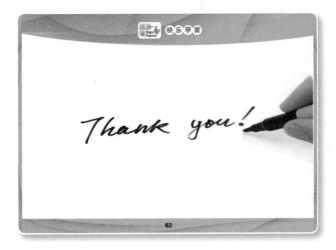

1. 母亲抱奶体位的 4 个要点是什么？

答案：（1）孩子的头和身体成一直线；

（2）孩子的脸对着乳房，鼻子对着乳头；

（3）母亲抱着孩子贴近自己；

（4）母亲不仅托着孩子的头和肩，还要托着孩子的臀部。

2. 如何保证母亲有足够的乳汁？

答案：（1）树立信心，相信自己有足够的乳汁；

（2）多接触、勤吸吮，按需哺乳，每天 8～12 次，注意夜间坚持喂母乳；

（3）正常足月新生儿不要增加母乳以外的任何饮料、食物；

（4）注意休息、放松和均衡营养；

（5）做好乳房护理。

第九讲 产褥期保健

产后6~8周是产褥期，是产妇恢复身体、开始承担并适应母亲角色的重要时期。在此期间，母体各系统的变化很大，特别是增大的子宫要收缩复原，乳房开始泌乳。因此，产妇要特别注意保健，以保障母婴身体健康。

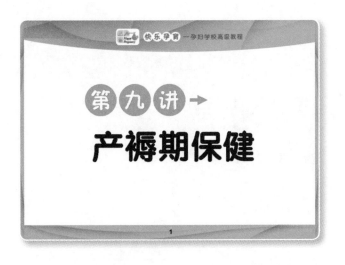

产褥期保健的目的就是帮助产妇身体尽早康复，以良好的身体和心理状态养育婴儿。

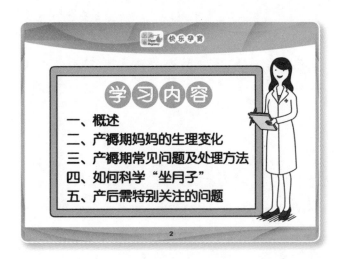

妊娠期间全身系统发生的一系列适应胎儿发育和分娩的变化，将在产褥期逐渐恢复到妊娠前的状态。

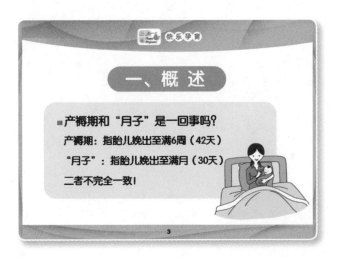

产褥期是指胎儿及其附属物胎盘娩出到生殖器官完全恢复至非妊娠状态的一段时间，一般需要6～8周。在民间俗称为"坐月子"。按我国传统文化，很重视"坐月子"时的食补，既要消耗大量的禽、蛋、鱼和肉类等动物性食物，而不能吃蔬菜、水果类的生冷食物，同时还有卧床、不能外出活动以及不能刷牙、洗头、洗澡等的习俗。目前这些没有科学依据的习俗在我国许多地方还依然存在。

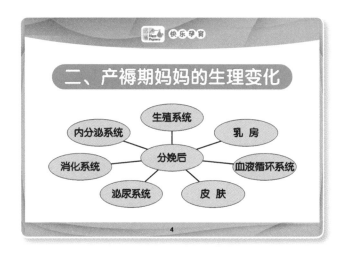

除了乳房开始分泌乳汁外,其他系统在一段时间后均要恢复到孕前状态。

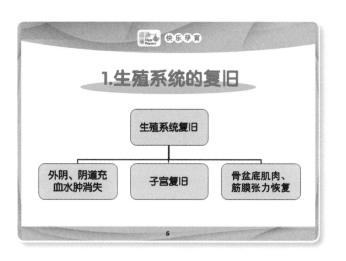

分娩结束后,生殖系统就开始了复旧的过程。主要包括子宫的复旧、外阴阴道的恢复和骨盆底肌肉、筋膜张力的恢复。子宫的复旧过程主要表现在宫底下降、出现宫缩痛以及恶露。

一般产后几天内,外阴阴道充血和水肿会逐渐消失,骨盆底的肌肉、筋膜逐渐恢复张力。

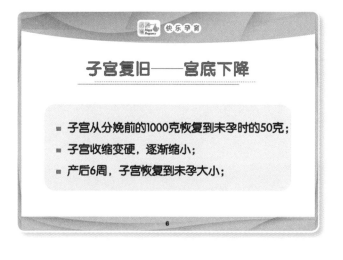

分娩后子宫收缩变圆变硬,宫底一般在脐下一横指,之后每天下降,到了产后10天子宫就降入骨盆腔,在腹部就摸不到宫底,到产后6周,子宫恢复到未孕大小。如果到了产后6周,子宫还没有恢复到未孕时大小,就称为子宫复旧不全,会对母亲带来危害,要引起警惕。

宫缩痛主要是由于产后子宫收缩引起下腹部阵发性剧烈疼痛，称为产后宫缩痛，一般产后 1 ~ 2 天出现，持续 2 ~ 3 天消失。经产妇疼痛更明显。哺乳时可刺激子宫收缩，腹痛加重，可自行缓解，无需用药。

- 产后子宫复旧时引起的下腹部阵发性剧痛；
- 经产妇多见；
- 产后1 ~ 2天出现；
- 持续2 ~ 3日消失；
- 哺乳时可刺激宫缩，疼痛加重；
- 不需要特殊用药。

7

子宫复旧——恶露

- 什么是恶露？
- 恶露的变化与子宫恢复情况有关。

一定要注意观察恶露情况！

8

恶露是产后子宫腔里残存的子宫蜕膜、胎盘剥离创面的血液、宫颈黏液、坏死组织等从阴道排出而形成。可分为血性恶露、浆液性恶露、白色恶露。

恶露的量、色和气味的变化与子宫的恢复情况有关，总量为 250 ~ 500 毫升，要仔细观察恶露是否正常。

如何观察恶露是否正常

- 从恶露颜色和持续时间观察

血性恶露持续3天

浆液性恶露持续10天 ➡ 共持续 4～6周

白色恶露持续3周

- 从恶露的气味观察
- 正常恶露有血腥味，无臭味

9

血性恶露含大量血液，色鲜红、量多；浆液性恶露含少量血液、较多坏死蜕膜、黏液和细菌，色淡红，持续 10 天；白色恶露含大量白细胞、坏死蜕膜、细菌等，色白、粘稠，一般持续 3 周。恶露共持续 4 ~ 6 周干净。

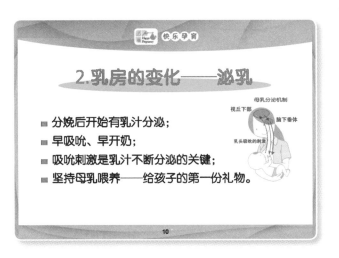

产褥期的乳房变化是妊娠期乳房变化的继续。分娩后雌孕激素和胎盘生乳素的骤降，催乳激素的增加，乳汁开始分泌。产后应该尽早给孩子母乳喂养。早吸吮、早开奶对妈妈非常有好处，不仅可以促进乳汁分泌，还可以促进子宫收缩、减少产后出血。吸吮刺激是乳汁不断分泌的关键。母乳喂养好处非常多。WHO 提倡，要纯母乳喂养 6 个月，继续母乳喂养到 2 岁及以上。

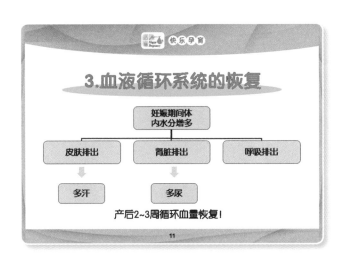

分娩后会出现汗多和尿多的现象。产后多汗和多尿的原因是由于怀孕期间，体内的水分增多，分娩后体内多余的液体通过呼吸、排尿和出汗排泄出去，产后 2～3 周左右才能恢复未孕状态。

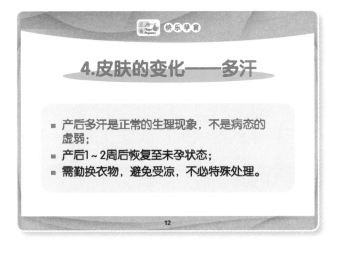

产后多汗又称为褥汗，刚入睡和初醒过来的时候更明显，经常满身是汗、浑身湿透。主要原因是通过皮肤排出体内增多的水分，是正常的生理现象，不属于病态的虚弱，产后 2 周左右才能恢复未孕状态。需勤换衣物，避免受凉，不必特殊处理。

5.泌尿系统的变化——多尿

- 产后1周内尿量增多，无需特殊处理；

- 产后易出现尿潴留，尤其产后24小时内。

13

妊娠期体内潴留水分经肾脏排出，产后1周内尿量增多，此种情况产后1周左右恢复，无需特殊处理。

需要强调的是：由于产后的膀胱肌张力降低、产妇对膀胱内压的敏感性降低、外阴侧切或裂伤伤口疼痛、不习惯卧床排尿等，很容易出现尿潴留，尤其是产后24小时内更易发生。

6.消化系统的变化——易便秘

- 妊娠期胃肠动力减弱，产后1~2周恢复；
- 易口渴：多进流食或者半流食；
- 易便秘：多吃含纤维素的食物。

14

妊娠期间胃肠肌张力和蠕动力减弱，一般产后1~2周恢复。

产妇容易出现两种情况，一是容易口渴，由于产妇出汗多、排尿多，还需要大量产奶，所以从饮食上可适当增加汤水类食物，以补充水分，促进营养物质的吸收；二是容易便秘，因为坐月子期间活动量小、肠蠕动减弱、腹肌和盆底肌肉松弛，加之纤维素食物摄入不足，就易导致便秘，应注意适当活动，并增加摄入富含纤维素的食物，如：蔬菜、水果、粗粮、杂粮等。

7.内分泌系统的变化——恢复月经和排卵

- 不哺乳
  产后6~10周恢复月经
  产后10周左右恢复排卵
- 哺乳
  月经恢复延迟，部分哺乳期一直月经不来潮
  产后4~6个月恢复排卵
- 一般产后月经复潮前多有排卵，要注意避孕！

15

月经复潮和排卵的时间受哺乳影响。不哺乳的产妇通常在产后6~10周恢复月经，产后10周左右恢复排卵。哺乳的产妇月经恢复延迟，部分哺乳期一直月经不来潮。即使没有月经，也会有排卵，平均在产后4~6个月恢复排卵。一般首次月经来潮前多有排卵，要注意避孕！

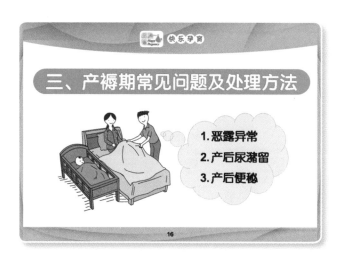

坐月子期间有的妈妈会出现一些异常情况，比较常见的有恶露异常、尿潴留、便秘等情况。出现这些情况要引起重视，有些是可以预防的，有些情况自己不能处理，需要及时就医。

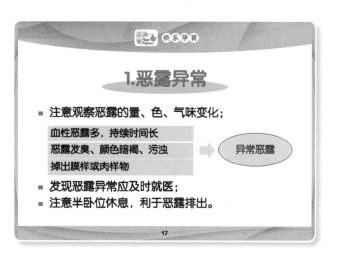

要注意从恶露的量、色和气味变化进行观察。如果从阴道掉出膜样或者肉样物，应当及时送医院进行检查。

出现恶露异常的主要原因可能有：子宫残留部分胎膜或胎盘，宫腔感染或者子宫位置严重后倾、恶露引流不畅等，一旦出现这些情况不仅会延长恶露的时间，影响子宫的恢复，严重的还可以引起产后大出血、产褥感染等。如果发现恶露异常应当及时就医，同时采取半卧位休息，以利恶露的排出。

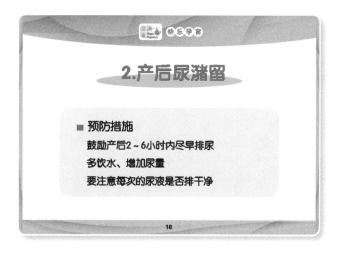

尿潴留就是指膀胱内积有大量尿液而不能排出。

预防措施包括：产程中鼓励进水和及时排尿；产后短时间内多吃些带汤饮食，多喝红糖水，使膀胱迅速充盈，增加尿量，鼓励在产后 2 ~ 6 小时内，应主动尽早排尿。此外，要注意每次的尿液是否排干净；有时虽然也排尿了，但是尿量不多，伴有尿频，呈慢性尿潴留，应及时告诉医生。有人不习惯卧床排尿，可以坐起或者下床，直接去卫生间排尿，但应注意有人陪伴，保证安全。

3.产后便秘

- 预防措施：
  应尽早下地活动或做产后健身操
  多饮水、多吃蔬菜、水果
  少吃刺激性食物
  养成排便习惯
- 一旦便秘，可用性质温和的缓泻剂，
  勿用强泻剂！

19

产后最初几天，往往容易出现便秘。

主要原因是：自妊娠时胃肠肌张力和蠕动力减弱，胃液中盐酸分泌减少，产后肠蠕动也减弱，卧床时间长、活动少，影响了肠道的活动和恢复；产后腹壁松弛，腹肌收缩无力，不能借助腹压排便。另外，有会阴伤口或者痔疮的产妇，会因疼痛而不敢用力排便。产后吃少渣饮食，也不利于通便。

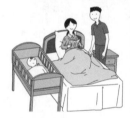

四、如何科学"坐月子"

1. 休养环境
2. 休息
3. 心理
4. 饮食
5. 预防"生育性肥胖"
6. 活动
7. 个人卫生
8. 家庭和社会的关爱

20

1.休养环境

- 清洁、舒适、安静、方便、阳光充足
- 适宜室温22℃～24℃，湿度50%～55%
- 如果使用电风扇和空调，应避免直吹产妇
- 要经常开窗换新鲜空气，注意勿让产妇直接吹风
- 预防产后中暑

21

休养环境一定要保持合适温度，产后出汗多，室温过高容易中暑，室温过低又容易感冒。对宝宝来讲，由于新生儿体温调节中枢不完善，皮肤调温能力差，室温过低或过高都不好。对于正常足月儿和妈妈来讲，适宜的室温是22℃～24℃，湿度50%～55%比较合适。

开窗换新鲜空气的时候，要把产妇移到另一个地方再通风。不要让产妇直接吹风。

炎热的夏季，居室通风条件不良的环境下，加上产妇穿的衣服过多，很容易中暑。所以在炎热的夏天，室内可以适当使用空调、电扇，将室内温度调到产妇感到舒适而又不感觉冷的温度，衣着适度，多补充水分，避免中暑。

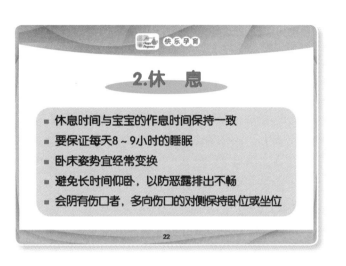

注意劳逸适当。分娩过程产妇体力消耗很大，产后常感觉疲惫想睡觉。因此，产后最初 24 小时内，产妇应卧床休息，充分的休息可促进子宫复位又可增进食欲，使身体恢复快，乳汁分泌多。为了母乳喂养方便，妈妈休息的时间要尽量和宝宝的的作息时间保持一致，即与宝宝同步休息，保证每天 8 ～ 9 小时的充分睡眠。

要经常变换卧床姿势，不要长时间仰卧，以防子宫后倾，恶露不容易排出来。可以每天有意识的采取侧卧、俯卧和膝胸卧位，帮助子宫保持前倾位置。而且会阴如果有伤口的话，多向伤口的对侧保持卧位或坐位，以免恶露浸及伤口，影响愈合。

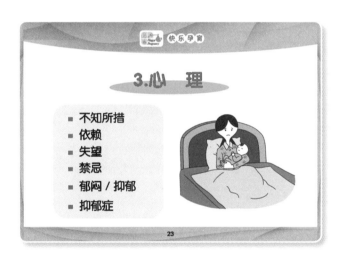

请参见第四讲的相关内容。告诉产妇如果出现这些心理反应，应该怎样调节或向谁求助。

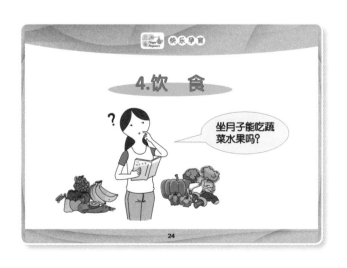

产妇身体康复及乳汁分泌需要很多的维生素和矿物质，尤其是维生素 C，它具有止血和促进伤口愈合的作用。另外，产妇在月子里容易发生便秘或排便困难，而蔬菜和水果中含有大量膳食纤维，可促进肠蠕动，利于产后通便。需要注意的是：

采取循序渐进的方法，慢慢增加水果蔬菜的量。

不要吃过凉的蔬菜和水果。从冰箱里拿出来的蔬菜水果要放至室温再吃。

注意清洁卫生，蔬菜要洗净，水果要去皮后食用。

每天蔬菜要吃到 300 ～ 500 克 (绿叶菜占 2/3)，水果类要吃到 200 ～ 400 克。

哺乳期妇女膳食指南

- 增加鱼、禽、蛋、瘦肉及海产品摄入；
- 适当增饮奶类，多喝汤水；
- 产褥期食物多样，不过量；
- 忌烟酒，避免浓茶和咖啡；
- 科学运动和锻炼，恢复健康体重。

25

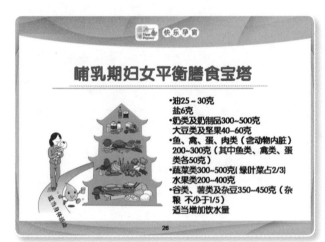

哺乳期妇女平衡膳食宝塔

- 油25～30克
  盐6克
- 奶类及奶制品300～500克
  大豆类及坚果40～60克
- 鱼、禽、蛋、肉类（含动物内脏）
  200～300克（其中鱼类、禽类、蛋类各50克）
- 蔬菜类300～500克（绿叶菜占2/3）
  水果类200～400克
- 谷类、薯类及杂豆350～450克（杂粮 不少于1/5）
  适当增加饮水量

26

5.预防"生育性肥胖"

- 尽早活动
- 均衡饮食
- 母乳喂养
- 做产褥操

避免节食减肥！

27

饮食的重要性是不言而喻的。哺乳妇女每日营养素的需要量高于孕期，一方面是用于自身的恢复，另一方面要分泌充足的乳汁哺育婴儿。产妇和乳母营养与健康状况的优劣将会影响到乳汁分泌的量和质量以及婴儿的健康成长。

1. 增加富含优质蛋白质的食物：应比平时多吃蛋白质，尤其是动物蛋白，增加鱼、禽、蛋、瘦肉及海产品摄入量。对不能达到者可选用豆腐、豆浆等豆制品或花生等坚果类食品补充。

2. 适当增饮奶类，多喝汤水：每天饮奶至少500ml，除了正常摄入食物外，适当多吃流质食物：如鸡鸭鱼肉汤，易消化吸收，还可以促进乳汁分泌。

3. 适当增加热能摄入量，主食种类多样化；粗粮细粮都要吃；不能过量进食；多吃蔬菜和水果，既可提供丰富的水分、维生素、矿物质，又可提供足量的纤维素，防止产后便秘。

4. 禁烟酒及咖啡、浓茶。

5. 科学运动和锻炼，恢复健康体重。

按照哺乳期膳食宝塔进行的膳食推荐，尽可能做到营养充足但不过量（乳母每天仅增加100 ～150g的鱼、禽、蛋、肉类），饮食全面，种类丰富，不挑食、不偏食，各类食物比例合适。鱼、禽、畜类等动物性食物宜采用煮或煨的烹调方式，促使乳母多饮汤水，有助增加乳汁的分泌量。

产后过量进补、生活养尊处优、挑食厌食以及缺少必要的体育锻炼，使87%的妇女在分娩后会发生"生育性肥胖"，影响健康。要均衡饮食，多吃瘦肉、豆制品、鱼、蛋及蔬菜和水果；少吃脂肪类、甜食、糖类食物。母乳喂养，不仅可以促进子宫复旧，而且促进体内新陈代谢和营养循环。做产后体操，进行腹肌和腰肌的锻炼。

然而，有的产妇为了尽快恢复身材，分娩后刻意节食，这是不正确的。产后体力的恢复、自身的康复、婴儿哺乳等都需要增加营养，不能依靠节食来减肥。

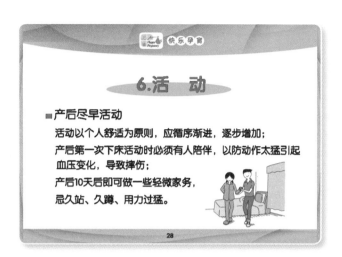

产妇在分娩疲劳解除后，于产后 6 ~ 12 小时内即可下床活动，如大小便、吃饭等。剖宫产的产妇也可在术后 24 小时坐起，并在床边活动。然后，可以起床在室内稍微活动。这样可促进恶露的排除，有利于子宫的尽快复原，也有利于产后大、小便通畅，避免静脉血栓形成。

整个产褥期都应保持产妇充足的睡眠和休息，不可从事体力劳动。但也不要因害怕阴部疼痛，整日躺在床上，这样对身体复原很不利。

产后活动度以个人舒适为原则，产后第一次下床活动时必须有人陪伴，以防动作太猛引起血压变化，导致摔伤，勿站立过久；产后 10 天后即可做一些轻微家务，忌久蹲、用力过猛，以免腹压增高使生殖器受损，导致子宫脱垂等。

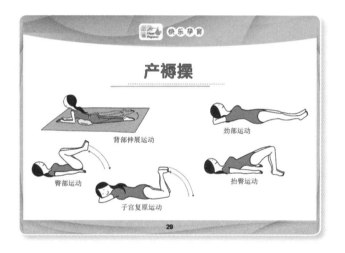

请参见第六讲的相关内容。

产褥操有助于产妇身体各器官功能的恢复。产后第二天可以做产后体操，从简单运动开始，循序渐进，避免过劳，但要持之以恒。

运动前排空膀胱，做热身运动，并穿宽松的衣服。运动时如有出血或任何不适，应立即停止。

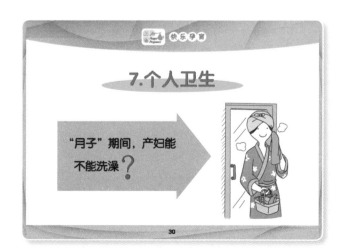

有些产妇不愿洗澡，是担心会"受风"，可根据各地习俗，讲解相关内容，解除产妇的顾虑，接受月子期间可以洗头、洗澡的观念，保持良好个人卫生。

关于洗澡

- 洗澡可以消除疲劳、舒畅心情、改善睡眠及食欲、预防感染；
- 没有伤口：产后疲劳恢复后，随时可以洗澡；
- 有伤口：伤口愈合后洗澡；
- 要洗淋浴，不宜盆浴；
- 要保持浴室温暖，水温适宜；
- 洗澡时间不宜过长；
- 洗澡后及时穿好衣服，包好头巾，预防感冒；

31

- 衣物选择；
  穿纯棉内衣裤、衣着宽松、质地吸汗、厚薄适中
- 勤洗勤换；
- 注意口腔卫生，做到早晚刷牙，进食后漱口；
- 注意保持会阴清洁、干爽；
- 床单、被罩、卫生巾和护垫都要勤更换。

勤刷牙、勤漱口、衣物用品勤更换。

32

8.家庭和社会的关爱

- 丈夫参与
- 家庭支持
- 朋友支持
- 社区产后访视

33

建议产妇洗淋浴，不宜坐盆浴，每次洗 5 ~ 10 分钟即可，洗后应该及时擦干并且迅速穿好衣服，避免着凉。

分娩后由于皮肤排泄功能旺盛，产妇出汗多，皮肤上常有大量汗液，而且乳房开始泌乳，很容易湿透衣服，加上产后恶露也会污染衣裤，因此要选择纯棉的、透气性好、吸湿力强的内衣内裤，衣着要宽松，薄厚要适宜，还要勤洗勤换，产后一周内应每天更换，床单、被罩也要勤换洗。

产后一定要刷牙漱口：不刷牙，会对牙齿和口腔黏膜有很大的刺激，最易引起牙周炎、牙龈炎和多发性龋齿。因此产妇一定要和平时一样，做到产后早晚刷牙、饭后漱口，可用温水刷牙和漱口。

产后早期，会阴周围的软组织会充血、水肿，有的还有会阴侧切口或者会阴裂伤，还有恶露排出等，如果不注意卫生，容易导致生殖系统感染。应每天两次用温开水清洁会阴部，要从前往后冲洗。保持会阴清洁、干爽；冲洗用具如水盆、毛巾等应产妇专用。

产妇初为人母，角色发生改变，产后情绪状态处于心理转换期，育儿的辛苦、生活秩序的改变、做母亲的压力等等可能引起心情烦躁、情绪低落、焦虑或者抑郁等心理问题。这时，家人和亲人要多给予关爱。

丈夫参与：要多体谅、爱抚妻子，帮助产妇调整好心态。观察产妇心理状态，警惕产后抑郁情绪；丈夫要主动分担家务；夫妻之间要理解和充分交流。

家人和朋友的支持：不要只顾沉浸在宝宝出生的快乐中而忽视了妈妈，要多理解和关爱妈妈；交流坐月子及育儿经验：避免传统方式的误导，包括不能下地、不能出门、不能干活、不能看电视等等。

社区妇幼保健人员提供的产后访视服务：新生命的诞生，给家庭带来了无比的喜悦，在喜悦的同时，接受产后访视是一种更好的保障妈妈和宝宝健康的选择。

快乐孕育

五、产后需特别关注的问题

1. 哺乳期用药注意事项

2. 产后复查

3. 产后什么时候恢复性生活

4. 产后避孕

34

快乐孕育

1.哺乳期用药注意事项

- 应有明确指征再用药；
- 应在医生指导下合理用药；
- 用药前仔细阅读说明书；
- 尽量减少乳汁中的药物含量。

哺乳后立即服药，推迟至少4小时候后再哺乳。

35

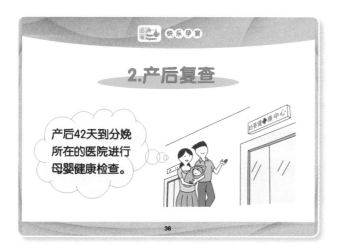

快乐孕育

2.产后复查

产后42天到分娩所在的医院进行母婴健康检查。

妇幼健康中心

36

哺乳的妈妈用药大多数可以经过乳汁进入婴儿体内，然而大多数药物在乳汁中的排泄量很少超过用药量的 1% ~ 2%，这种剂量一般不会给婴儿带来危害。然而为了尽量减少或清除药物带来的不良影响的潜在危险，还是应当注意以下方面：

应在医生指导下选择合理药物、注意药物剂量及用药时限。

哺乳后立即服药，推迟至少 4 小时候后再哺乳，会减少乳汁中药物含量。

产妇

（1）了解产褥期基本情况。

（2）测量体重、血压，进行盆腔检查，了解子宫复旧及伤口愈合情况。

（3）对孕产期有合并症和并发症者，应当进行相关检查，如贫血、妊娠期糖尿病、妊娠高血压疾病等，提出诊疗意见。

（4）提供喂养、营养、心理、卫生及避孕方法等指导。

婴儿

（1）了解婴儿基本情况。

（2）测量体重和身长，进行全面体格检查，如发现出生缺陷，应当做好登记、报告与管理。

（3）对有高危因素的婴儿如早产儿、低出生体重儿，进行相应的检查和处理。

（4）提供婴儿喂养和儿童早期发展及口腔保健等方面的指导。

产后 6 ~ 8 周内忌性生活：因为子宫内的创面及子宫复旧至少需 6 ~ 8 周的时间；过早性生活容易引起生殖器官感染及切口瘢痕撕裂。应经过产后 42 天检查，生殖系统恢复正常后再开始性生活比较合适。如果产后检查发现恶露未净、会阴伤口有触痛、或子宫偏大、复旧欠佳时，应暂缓性生活。

产后无论是否哺乳，一旦恢复性生活，就要事先做好充分的避孕措施：因为无论是否月经复潮都有排卵的可能，也就有怀孕可能；由于哺乳期的子宫质地非常的软，一旦怀孕行人流，子宫破裂或穿孔危险性增加，尤其是剖宫产，风险更大。而且怀孕后会影响乳汁分泌，不利于婴儿的喂养。

纯母乳喂养产后 3 个月、排除妊娠，经检查后可上环。产后月经恢复者或剖宫产后半年且月经恢复者，经检查后可于月经后 3 ~ 7 天内上环。

哺乳期避孕方法除了男用避孕套、女用宫内节育器外，其他还有口服避孕药、输卵管绝育等，后两种方法在我们国家较少使用。

不少人认为哺乳期属于安全期，此时过性生活可以不采取避孕措施，这是一个误区。在哺乳期虽然月经没有恢复，但卵巢有可能恢复排卵，有的刚过产褥期就可能排卵，完全有受孕的可能。

哺乳闭经避孕法：产后 6 个月内，完全母乳喂养或近乎完全母乳喂养、月经尚未恢复，妊娠的几率低于 2%。所谓"完全纯母乳喂养"，是指不给婴儿添加任何液体或食物，按需给予母乳吸吮，且 2 次母乳喂养的间隔，白天应小于 4 小时、夜晚应小于 6 小时。

实际上，以上这三个条件很难做到。所以，哺乳期一定要采取可靠的避孕措施。

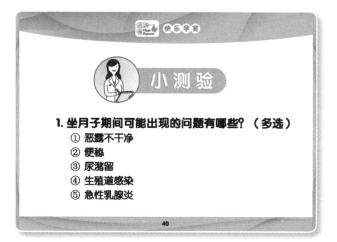

快乐孕育

小测验

1. 坐月子期间可能出现的问题有哪些？（多选）
① 恶露不干净
② 便秘
③ 尿潴留
④ 生殖道感染
⑤ 急性乳腺炎

40

答案：①②③④⑤

小测验

2. 关于坐月子，以下哪种说法是对的？（单选）
① 坐月子的室温应该保持22～24℃，湿度50%～55%
② 坐月子就应该多休息，少活动
③ 坐月子期间不能吃水果
④ 母乳喂养让妈妈变胖，不能恢复体形
⑤ 我和孩子看起来一切正常，没有必要让医生做产后访视

41

答案：①

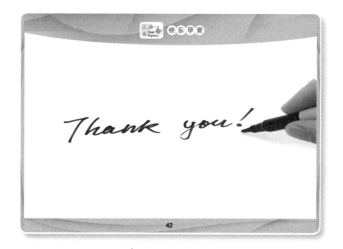

Thank you!

42

第十讲 新生儿保健

新生儿脱离母体后需要经历一系列重要的调整和复杂变化，才能适应新环境，维持其生存和健康发展。由于新生儿各器官和组织发育不成熟，调节功能差，此期发病率和死亡率是儿童期最高的。因此，加强新生儿保健工作非常重要。

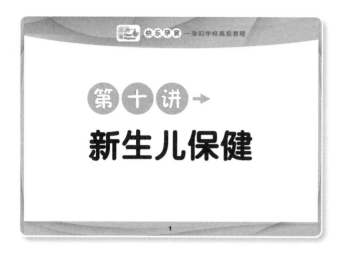

新生儿体格生长特点：

体重：2500～3999 克；身长：50 厘米左右；头围：34 厘米左右。

新生儿生理功能特点：

呼吸：安静时 40～60 次 / 分；体温：36℃～37℃（腋下）；睡眠：一昼夜睡 16～20 小时；大便：母乳 3～7 次 / 日，黄糊状，配方奶 1～2 次 / 日，淡黄粘稠；小便：6 次以上 / 日，微黄。

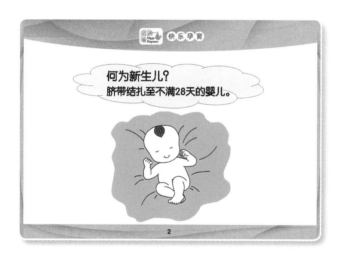

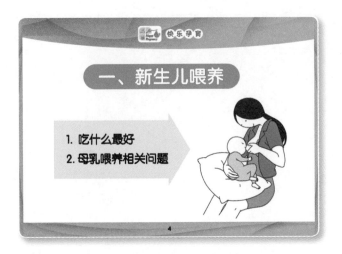

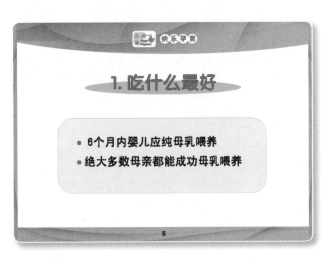

母乳是婴儿最好的食物，能够满足 6 个月内婴儿的营养需要。

如果母亲或新生儿患病，应建议家长在医生指导下决定是否继续母乳喂养。

新生儿胃呈水平位，食管较松弛，贲门括约肌发育较差，肠道蠕动的神经调节功能及分泌胃酸及蛋白酶的功能较差，容易发生呕吐。

有饥饿表现时再喂奶，吃奶过程中入睡或有时吃奶时间较短，不要强迫新生儿继续吃，否则也容易引起吐奶。

喂奶前哭闹会吸入较多的空气而导致吐奶，喂奶后换尿布等使新生儿腹部受压的动作会引起吐奶，均应尽量避免。

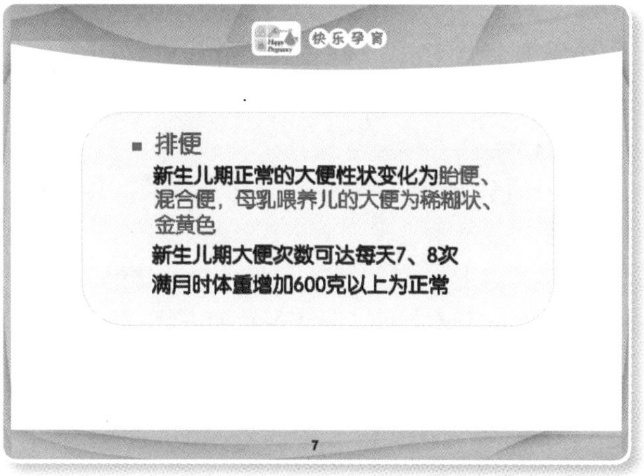

重点介绍新生儿大便性状的变化，从胎便、混合便到母乳喂养儿的正常大便，可结合图示或照片增加感性认识。

生理性腹泻：目前认为可能是原发性乳糖酶缺乏引起，母乳中乳糖含量较高，所以母乳喂养儿多见。大便次数可达 7、8 次 / 天，大便稀黄、有奶瓣、粘液，只要体重增长正常，无其他异常情况，不必治疗。一般添加辅食后好转。

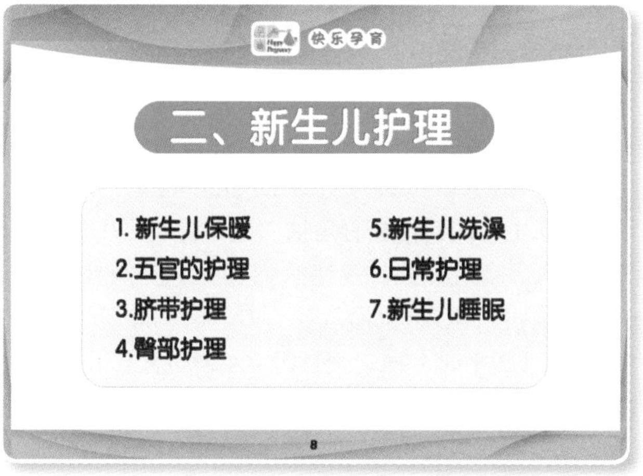

快乐孕育

- 排便
  新生儿期正常的大便性状变化为胎便、混合便，母乳喂养儿的大便为稀糊状、金黄色
  新生儿期大便次数可达每天7、8次
  满月时体重增加600克以上为正常

7

快乐孕育

二、新生儿护理

1. 新生儿保暖
2. 五官的护理
3. 脐带护理
4. 臀部护理
5. 新生儿洗澡
6. 日常护理
7. 新生儿睡眠

8

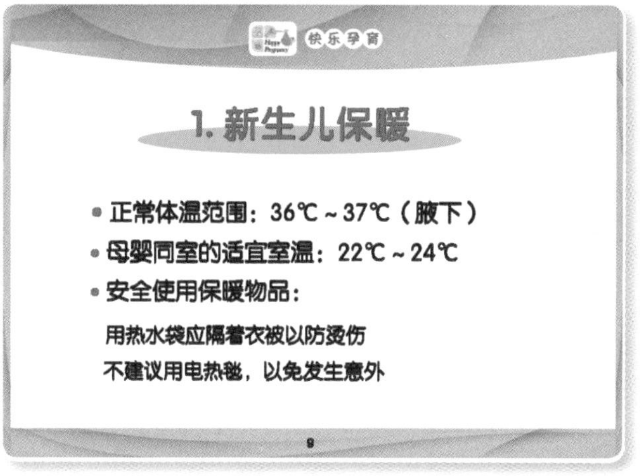

快乐孕育

1. 新生儿保暖

- 正常体温范围：36℃～37℃（腋下）
- 母婴同室的适宜室温：22℃～24℃
- 安全使用保暖物品：
  用热水袋应隔着衣被以防烫伤
  不建议用电热毯，以免发生意外

9

由于新生儿中枢功能未发育完善及皮下脂肪较薄，体表面积相对大，容易散热，因此体温不稳定，易受外界环境温度影响，过冷可造成低体温，过热可导致发热、中暑。适宜的室温和穿戴利于新生儿保持正常体温。

体温在 38 ℃以上或 35.5 ℃以下比较危险，应建议家长立即就医。

因室温较宫内温度低，新生儿出生后体温明显下降，在 12~24 小时内逐渐恢复到 36 ℃ 以上。过早洗澡不利于新生儿体温恢复。

身上的胎脂有保护皮肤、预防皮肤感染的作用，生后数小时逐渐被吸收，不必急于擦掉。

袋鼠保暖是使早产婴儿与母亲皮肤接触的关爱方法。它是一种有效的，易于操作的方法，不仅能够保暖、便于母乳喂养而且能够促进早产儿及足月儿健康发育。

- 穿戴应温暖适宜：寒冷季节室温较低，衣服、帽子、袜子以及衣被预热后再用；
- 生后不要过早洗澡：出生6小时后、体温稳定再洗澡；早产、低出生体重儿体重开始增加后再洗澡；
- 早产低出生体重儿可在医生指导下使用"袋鼠式保暖"。

10

"蜡烛包"是父母强行将婴儿四肢拉直，紧紧包裹，这样做不利于新生儿的四肢运动及触觉的发展。

举例：夏季的一天，一个家长急匆匆带新生儿到医院，说他的孩子发热 37.2 ℃。医生检查和询问后发现，新生儿的父母穿着短袖衣服，新生儿却穿着内衣、毛衣，盖着棉被；一般情况较好，只是满脸通红，前额和肩后部潮湿，体温 37.2 ℃。家长说新生儿吃奶、精神都跟平时一样。于是医生给新生儿打开包被，过了一会儿，体温降到 36.8 ℃。

穿多少衣服合适？

- "蜡烛包"不可取；
- 冬季可比成人多穿一层衣服；
- 避免穿戴过多或室温过热；
- 脚凉需加衣服或适当升高室温；
- 前额、肩后或腹部微湿：需减衣被。

11

不戴手套，帽子不系带，上衣宽松、易穿脱，颈部不要用带子打结，裤腰松紧带不紧，袜口不紧，前开扣的连衣裤更方便。

新生儿适合穿什么样衣服？

- 质地：纯棉
- 样式：宽松、易穿脱
- 清洗：新衣物洗后再用，最好使用婴幼儿衣物专用洗涤剂

12

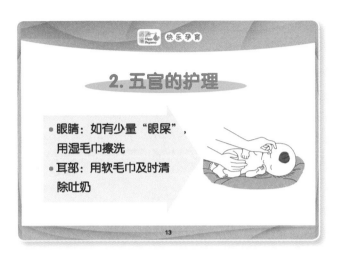

2. 五官的护理

- 眼睛：如有少量"眼屎"，用湿毛巾擦洗
- 耳部：用软毛巾及时清除吐奶

13

新生儿眼、鼻等部位每天会有少量分泌物，口周、外耳道可能有溢奶。建议早晚给新生儿洗脸，毛巾要柔软，轻轻吸干水分；没有条件洗澡时，还应洗颈部、腋下、腹股沟等皱褶部位。

眼部红肿可能有眼睑感染，黄绿色分泌物可能有结膜炎，应及时处理；

瞳孔发白：可能有早产儿视网膜病、先天白内障、视网膜母细胞瘤等，及时治疗可避免致盲。

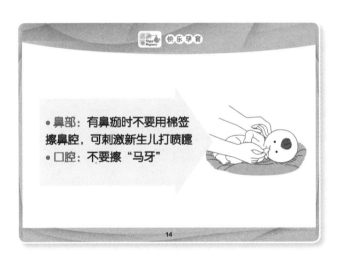

- 鼻部：有鼻痂时不要用棉签擦鼻腔，可刺激新生儿打喷嚏
- 口腔：不要擦"马牙"

14

因为新生儿全身都在活动，使用棉签不慎易损伤鼻粘膜。

在口腔上腭中线和齿龈部位，有黄白色、米粒大小的颗粒，是由上皮细胞堆积或黏液腺分泌物积留形成，俗称"马牙"，是正常生理现象，数周后可自然消退，如果擦涂不仅会造成牙龈出血，还可能导致感染。

耳部流水可能有中耳炎等问题，对大声无反应可能有听力异常，均应及时就医。

出生时或新生儿期出的牙，易松动，导致误吸入气管，应及时找医生处理。

口腔粘膜白色附着物，为鹅口疮，可影响新生儿吃奶，应及时用药（用制霉菌素 10 万 IU/ml 涂口腔，1 天 3～4 次，至少用 7 天），以防复发。

3. 脐带护理

- 脐带（残端）脱落前：
  保持清洁、干爽；
  不盖任何物品或包扎；
  尿布在脐残端下方折叠；
  沐浴后要用消毒棉签将脐窝里的水及分泌物擦干。

15

在脐带残端部覆盖药物或包扎，不会减少脐炎的发生，而且如果覆盖物不够清洁还会引起脐部感染。

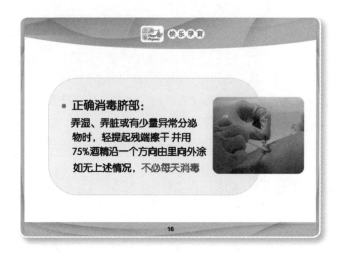

世界卫生组织有证据显示，每天给无异常分泌物的脐部消毒并不能减少脐炎的发生。

举例： 一天，家长带着新生儿来就诊，检查发现脐带周围皮肤红肿，脐带残端下部有脓液。询问家长得知，每天给脐带残端上部消毒，没有消毒脐窝，结果导致脐部感染。

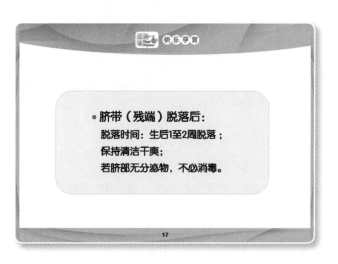

脐残端脱落后，脐部无分泌物，不必消毒。脐窝有少量无异味分泌物时，可用 75% 酒精或 0.5% 碘伏擦净

脐带脱落前：出血、脓液或脐周皮肤红肿；

脐带脱落后：粉白色肉芽或膜、脓液或脐周皮肤发红。

发现上述情况应及时就诊。

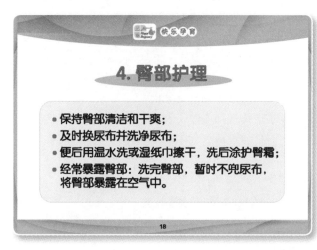

女婴： 大便后先擦外阴再擦肛门；清洗时也应先洗外阴，再洗肛门，以防粪便污染外阴；外阴部有少量白色物体正常；不要用毛巾等物擦洗阴唇粘膜。

尿中的尿素被粪便中的细菌分解产生氨，湿尿布或不透气的尿布可使皮肤受潮、浸软，此时加上氨的刺激及皮肤摩擦，易发生尿布皮炎。

经常暴露臀部，使其接触空气，可防止真菌滋生，减少真菌性皮炎的发生。

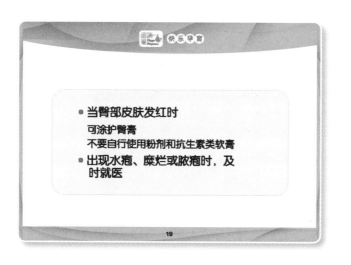

粉剂可保持局部皮肤干燥，但如果排便后不及时清洗，粉剂会凝结成块，影响皮肤透气，加重粪便对皮肤的刺激。

尿布皮炎易继发细菌和真菌感染，因此用抗生素软膏不一定有效。严重时应就医，在医生指导下用药。

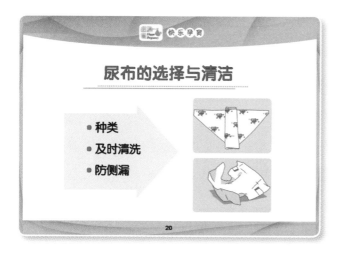

可将浅色的旧针织内衣、裤洗净，用开水煮10分钟消毒后作为尿布使用，也可购买柔软白色或浅颜色的棉布。尿布在水中浸泡半小时左右，再用中性及无添加剂的洗涤剂洗，多次漂洗、开水烫洗，日光暴晒。

选择吸湿性好的纸尿裤。兜纸尿裤时轻展两侧皱褶，以防侧漏。

有尿布疹时，白天最好给宝宝用布尿布；晚上或外出时用纸尿裤。

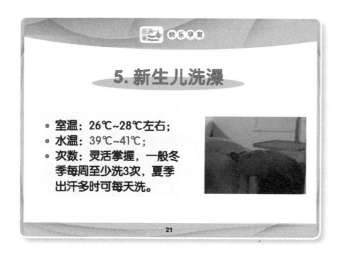

新生儿体温调节功能较差，洗澡时注意保暖。

应在吃奶后1小时左右洗澡。每次洗澡持续时间以10分钟左右为宜。

先放凉水，后放热水。

快乐孕育
• 分段洗
洗头时遮盖双耳，托住颈部；
头部擦干后将孩子放在水中洗净全身用
软毛巾吸干皮肤表面的水分；
可使用婴儿专用浴液，但不必每次都用。
22

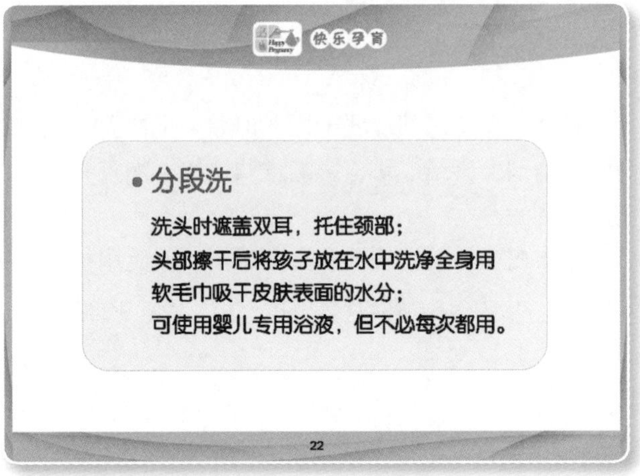

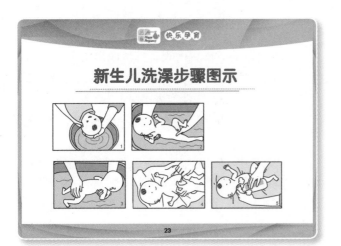

物品准备：新生儿衣服、尿布、小毛巾、浴巾、消毒棉、爽身粉、护臀霜、婴儿护肤品及沐浴盆。

新生儿的皮肤渗透性强，角质层较薄，一些洗浴用品中所含的偏酸或偏碱性物质，易被其皮肤吸收，产生不良反应并使皮肤失去天然屏障作用。应慎用洗浴用品。

洗澡后可在颈部、腋下、大腿根部等皱褶处涂爽身粉，臀部涂护臀霜、婴儿润肤霜或消毒植物油，注意粉和霜、油不可同时使用。

快乐孕育
新生儿洗澡步骤图示
1
2
3
4
5
23

图 1：托住新生儿颈部、肩部，给宝宝洗脸、洗头。用手指遮盖双耳。此时不要将宝宝身体放在水里；

图 2- 图 3：头部擦干后将孩子放在水中洗净全身；

图 4：用毛巾吸干皮肤表面的水分，脐带用消毒棉签擦干；

图 5：涂爽身粉、护肤品等。

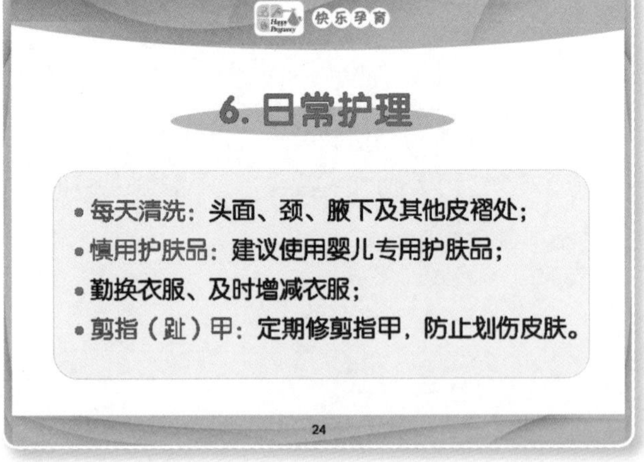

快乐孕育
6. 日常护理
• 每天清洗：头面、颈、腋下及其他皮褶处；
• 慎用护肤品：建议使用婴儿专用护肤品；
• 勤换衣服、及时增减衣服；
• 剪指（趾）甲：定期修剪指甲，防止划伤皮肤。
24

新生儿油脂分泌较多、皱褶多；汗腺密集，排汗功能较差，汗液易储留，需定期清洗面部及皱褶处并勤换衣被。

不要给新生儿戴手套，这会影响其双手对外界物品的感知和手的正常功能发育。

7. 新生儿睡眠

- 睡眠阶段：熟睡、浅睡、瞌睡、觉醒，循环往复；
- 每天睡眠16~20小时；
- 夜间醒属于正常现象。

25

睡眠是新生儿生活中的主要内容，良好的睡眠是儿童生长发育的重要保障。

浅睡眠时易被声音惊动或吵醒，注意保持环境安静；觉醒时可以与他说话，给他洗澡。

新生儿时睡时醒，清醒时段可发生在任何时段包括半夜，不都是因为饿、尿布湿。新生儿能自己再进入深睡眠，此时不要抱哄以免打搅他。

睡 眠 环 境

- 室温：22℃~24℃；
- 空气流通、安静；
- 穿戴：棉质衣被；
- 光线：及时调整室内光线：入睡前光线要柔和发暗，入睡前不要摇晃新生儿。
- 就医：每天睡眠时间过短或过长。

26

室内光线要有明显昼夜区别，帮助新生儿分辨昼夜。

对于易惊醒的新生儿，可在睡眠时用柔软的被单包裹身体，使他有安全感，不易被吵醒。

新生儿期不能整夜睡眠，婴儿2个月左右才开始出现较规律的固定睡眠模式，夜间可连续睡6小时左右。

入睡前摇晃新生儿，易养成不良入睡习惯，应培养其自己入睡的习惯。

三、新生儿生理现象

1. 生理性体重下降
2. 生理性黄疸
3. 特殊生理现象

27

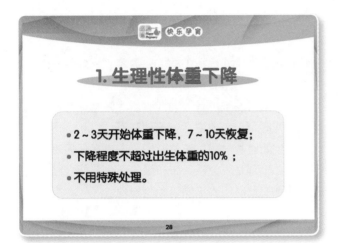

新生儿生理性体重下降原因：新生儿出生后头几天摄入量较少，经皮肤、肺、胃、肠排出的水分较多。其中大部分是经肺及皮肤蒸发，以及随大小便、呕吐物（羊水等）排出。环境过热、过冷可加重生理性体重减轻。

异常体重下降：体重下降程度超过出生体重10%，或出生10天后未恢复到出生时体重，应及时就医。

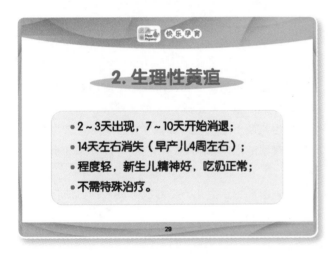

生理性黄疸：50%足月儿70%早产儿会出现。主要因为新生儿胆红素代谢特点所致，肝功能正常，无临床症状。早开奶可刺激肠蠕动，促进胎便排出，还可建立肠道正常菌群，促进尿胆原的生成，减少肝肠循环，减轻黄疸程度。

母乳性黄疸：出现可早可晚，程度可轻可重。在排除病理性黄疸后，停喂母乳3天，若黄疸改善，可判断为母乳性黄疸。停喂母乳期间，母亲应定时挤奶，维持泌乳，可暂时用配方奶替代喂养。也可将母乳挤出，加热至56℃左右再喂给新生儿。3天后恢复直接母乳喂养。再次喂母乳时黄疸可有反复，但不会达到原有程度。2个月左右开始自然消退。体格生长良好，体重增长正常。如果程度重或3个月后未消退应就医。

病理性黄疸：出现早、持续不退或消失后再现，程度重（新生儿下肢或足心发黄），应尽快就医。

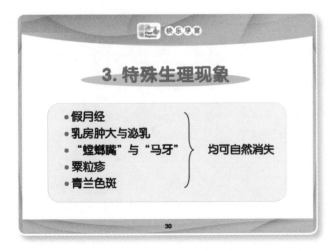

举例：一新生儿因发热吃奶差，家长带其就诊。查体发现新生儿精神差，体温38.5度，乳头周围红肿，血常规显示白细胞明显升高。经询问得知，家中老人给新生儿挤过乳头。怀疑挤乳头导致新生儿感染。讲课时可附图片。

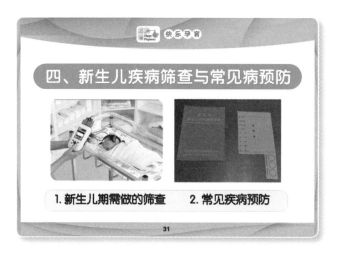

四、新生儿疾病筛查与常见病预防

1. 新生儿期需做的筛查　　2. 常见疾病预防

31

为了提高出生人口素质，减少先天残疾发生，推动新生儿筛查工作健康发展，我国将新生儿疾病筛查工作作为促进基本公共卫生服务逐步均等化的重要内容，积极实施干预措施。

---

1. 新生儿期需做的筛查

- 新生儿遗传代谢病筛查：
  出生3天后取足跟血
  接到通知及时复查
  早期治疗避免智力受损
  未查者出生后20天内补筛
- 新生儿听力检查：
  出生3～5天内初筛
  未筛查者42天内补筛

32

当家长接到通知，要求进行新生儿遗传代谢病复查时，应及时带新生儿到指定医院检查，以免延误诊治。

---

2. 常见疾病预防

- 做好卫生消毒：
  保持环境卫生：居室清洁、安静，每天通风换气；
  注意接触者的卫生：减少亲属探望，患有传染病者不要接触新生儿，抱孩子前洗手。

33

有调查表明，成人手带有大量细菌和病毒，可以传播多种疾病。新生儿机体免疫系统尚未发育成熟，极易受到感染。因此，接触新生儿前一定要洗手。先用肥皂搓洗，后用流动水充分冲洗干净。

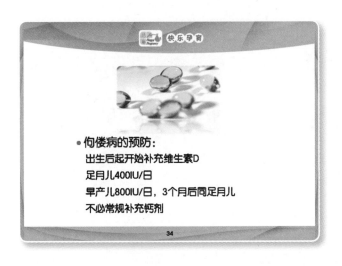

维生素 D 参与体内钙磷代谢，帮助钙沉积到骨骼的生长部位，使骨骼正常生长。

足月纯母乳喂养儿：可于生后开始每日口服维生素 D400IU ；早产儿每日补充 800-1000IU，3 个月后改为 400IU。

配方奶或混合喂养儿：每日补充量应减去每天摄入配方奶中所含维生素 D 量。

6 个月以内纯母乳喂养儿和配方奶喂养儿不必补充钙剂。因为母乳含有丰富的钙，可满足其钙的需要；配方奶中强化了钙剂，婴儿每日摄入总奶量达到 600ml 以上（包括母乳或其他奶制品），可满足其钙的需要。对于早产、低出生体重儿，应在医生指导下补充钙剂。

市场上常见制剂是维生素 AD 丸或滴剂，按照每日应补充的维生素 D 的剂量服用即可。

第二针满月 ~ 56 天，第三针 6 个月 ~ 8 个月。低出生体重儿在体重增至 2500 克时再接种。早产儿在矫正胎龄 40 周或体重增至 2500 克时再接种。

乙肝感染母亲所生婴儿在 24 小时立即注射乙肝免疫球蛋白，同时接种乙肝疫苗。

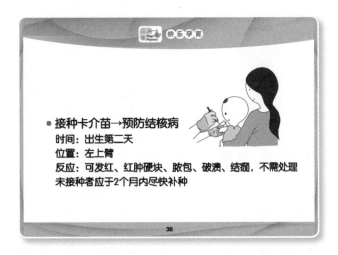

低出生体重儿在体重增至 2500 克时再接种。早产儿在矫正胎龄 40 周或体重增至 2500 克时再接种。

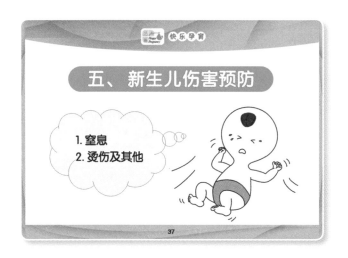

五、新生儿伤害预防

1. 窒息
2. 烫伤及其他

37

蒙被或受压窒息、俯卧窒息、在新生儿脖子上挂绳链、呛奶窒息、烫伤等。

---

1. 窒　息

- 蒙被或受压窒息：
  成人不要与新生儿盖一床被子；
  成人最好不要与新生儿同床睡觉；
- 俯卧窒息：
  夜间不要让新生儿俯卧睡眠；
  新生儿俯卧时，成人应在一旁看护；
- 呛奶窒息：
  喂奶后正确直立拍背，以防溢奶窒息。

38

告诉家长如果发生呛奶，立即将新生儿的头偏向一侧，预防乳汁吸入气管造成窒息，不必先急于擦去口鼻周围的呕吐物。

易吐奶的婴儿，吃奶后，头部垫高 30°，持续 30 ~ 40 分钟，以免吐奶后吸入呼吸道中。

讲课时可用教具娃娃示范给新生儿拍背的正确方法。

---

2. 烫伤及其他

- 烫伤：
  洗澡时用水温计试水温
  使用热水袋时应用衣被隔开
- 不要在新生儿脖子上挂绳链防绞勒

39

六、促进新生儿发展

1. 新生儿神经行为特点
2. 促进新生儿发展的方法
3. 促进新生儿发育的亲子游戏

40

1. 新生儿神经行为特点

- 听力：对声音有反应；
- 视力：能看清20厘米左右物体，喜欢红色、黑白分明的图案；
- 对气味、软硬、冷热、疼痛等有感觉；
- 对成人的声音和动作有反应，会用哭声表示需求。

41

新生儿出生时头围34厘米左右，满月时长2厘米左右，是大脑重量增加最快的时期。

新生儿出生时已有对光反应，2～4周两眼凝视光源；3～7天听觉出现；出生后不久已具备嗅觉和味觉能力；对触觉也很敏感。喜被抱、抚摸、紧贴人身体。

新生儿有运动能力，如吃手，听到妈妈的声音会转头、手上举、褪伸直等；有模仿能力，如模仿成人吐舌、张嘴等。

新生儿有交往能力，如与成人对视、似带微笑等。

2. 促进新生儿发展的方法

- 经常抚摸和拥抱新生儿
- 经常与新生儿玩
- 常对新生儿说话
- 悉心照顾并了解和满足新生儿的需要

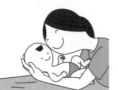

42

有证据显示：了解新生儿的需要，如饥饿、冷热、衣被松紧、家人的爱抚等，并及时满足，有利于安全感建立及心理健康发展。

新生儿有一定的模仿能力，在安静觉醒状态时，喜欢注视；模仿张口、噘嘴、吐舌等；可随音节屈伸四肢。

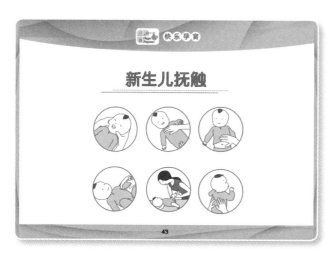

新生儿抚触

43

---

3. 促进新生儿发育的亲子游戏

- 看：看色彩鲜艳的球、父母的微笑；
- 听：悦耳的古典音乐、父母的话语；
- 嗅：母亲的乳香、父亲的体味；
- 触：不同质地、形状的物品，亲人的搂抱和抚摸，冷或热的空气和水。

44

促进新生儿发育的亲子行为图

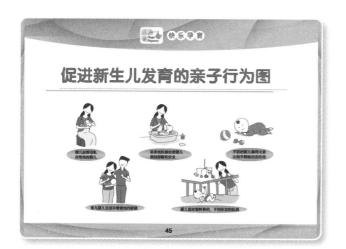

45

推荐的玩具

- 黑白图，与人脸大小相似，悬挂在小床一侧；
- 颜色明亮、声音悦耳、无棱角的哗铃棒；
- 不同颜色的彩球、气球、灯笼（直径约15厘米，悬挂在小床上方）。

46

最好选择正规厂家生产的婴儿玩具，接触新生儿手的玩具应可以冲洗或消毒。不要选择不光滑的玩具，以免划伤新生儿。不要选择易掉色的玩具，以免新生儿接触到有毒物质。

悬挂在小床上方的玩具最好经常更换方位。

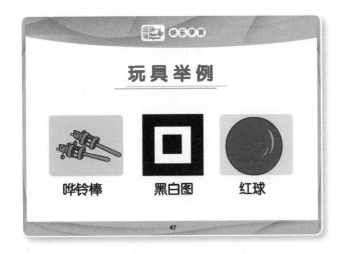

玩具举例

哗铃棒　　黑白图　　红球

47

新生儿满 28 天后，结合接种乙肝疫苗第二针，在乡镇卫生院、社区卫生服务中心进行随访。重点询问和观察新生儿的喂养、睡眠、大小便、黄疸等情况，对其进行体重、身长测量、体格检查和发育评估。

卫生部新生儿保健技术规范中对高危新生儿的定义：符合下列高危因素之一的新生儿为高危新生儿。

1. 低出生体重儿（出生体重＜2500 克）或巨大儿（出生体重＞4000 克），双多胎。

2. 早产儿（胎龄＜37 周）或过期产儿（胎龄＞42 周）。

3. 宫内、产时或产后窒息儿。

4. 缺氧缺血性脑病、颅内出血。

5. 病理性黄疸。

6. 严重感染。

7. 新生儿患有各种影响生活能力的出生缺陷（如唇裂、腭裂、先天性心脏病等）以及遗传、代谢性疾病。

8. 家族中有遗传、代谢性疾病。

9. 母亲有异常妊娠及分娩史、高龄分娩（初产妇＞35 岁、经产妇＞40 岁）；患有残疾（视、听、智力、肢体、精神）并影响养育能力者等。

特别提醒 新生儿访视及1岁内保健

- 28天后家长要带新生儿到社区卫生服务 中心体检；
- 高危新生儿要增加定期保健次数；
- 婴儿期3、6、8、12个月时应做定期体检；
- 按照医生要求定期预防接种。

48

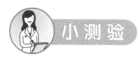

1. 以下哪种情况应该看医生?
① 纯母乳喂养儿每天稀便6、7次,其他都正常
② 偶尔吐几口奶
③ 生后14天时体重没有增加
④ 每天6次小便
⑤ 满月长900克

49   49

答案:③

2. 关于保暖,以下哪项不正确?
① 室温应在22℃~26℃之间
② 给新生儿穿衣、戴帽、穿袜子
③ 足月儿生后至少6小时内不要洗澡
④ 可隔着衣服用暖水袋保暖
⑤ 前额出汗正常,不用减衣服

50

答案:⑤

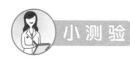

3. 关于护理,以下哪种方法正确?
① 新生儿"牙床"上的白点要及时擦掉
② 消毒脐部时沿一个方向由里向外涂
③ 脐带脱落前即使没有分泌物也要每天消毒脐部
④ 给新生儿洗澡最好用浴液
⑤ 新生儿期不要剪指(趾)甲,应戴手套以免抓伤

51

答案:②

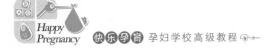
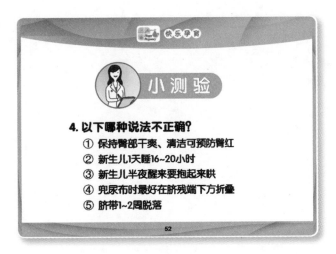

4. 以下哪种说法不正确？
① 保持臀部干爽、清洁可预防臀红
② 新生儿1天睡16~20小时
③ 新生儿半夜醒来要抱起来哄
④ 兜尿布时最好在脐残端下方折叠
⑤ 脐带1~2周脱落

答案：③

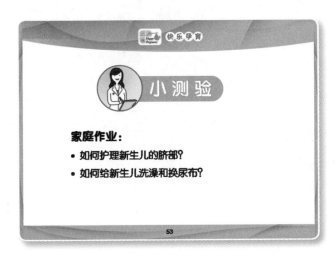

家庭作业：
• 如何护理新生儿的脐部？
• 如何给新生儿洗澡和换尿布？

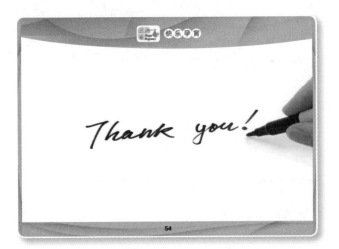

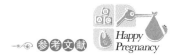

1. 王临虹、赵更力主编 . 妇女保健学 . 北京：北京大学医学出版社，2008.

2. 卫生部发布《孕产期保健工作管理办法》和《孕产期保健工作规范》2011-07-08

3. 中华医学会妇产科学分会产科学组 . 中华妇产科杂志 . "孕前和孕期保健指南（第 1 版）"，2011 年 2 月，第 46 卷，第 2 期

4. 中国营养学会 . 中国居民膳食指南 . 西藏：西藏人民出版社，2008.

5. 中国营养学会妇幼分会 . 中国孕期、哺乳期妇女和 0~6 岁儿童膳食指南 . 北京：人民卫生出版社，2010.

6. 马良坤、郁琦 . 孕期保健 . 北京：科学出版社，2010.

7. 汪雪雁、熊庆 . 现代临床医学 . "孕期生活方式保健的询证评价"，2007 年 4 月，第 33 卷，增刊第 2 期

8. 杨玉凤、金星明、静进 . 发育行为儿科手册 . 南京：江苏科学技术出版社，2009.

9. 苏宜香主编 . 宝贝营养 . 北京：北京大学医学出版社，2009.

10. 乐杰 . 妇产科学（第七版）. 北京：人民卫生出版社，2008.

11. 朱丽萍、华嘉增 . 社区孕产妇健康管理 . 北京：北京医科大学出版社，2008.

12. 黄醒华、王临虹 . 实用妇女保健学 . 北京：中国协和医科大学出版社，2006.

13. 蒋式时、邵守进、陶如风 . 妊娠期哺乳期用药（第二版）. 北京：人民卫生出版社，2010.

14. 王临虹、胡永洁 . 新编孕产妇 1000 问 . 合肥：安徽科学技术出版社，2007.

15. 胡亚美、江载芳主编 . 朱福棠儿科学第七版 . 北京：人民卫生出版社，2002.

16. 金汉珍、黄德民、宫希吉主编 . 新生儿科学第二版 . 北京：人民卫生出版社，2003.

17.《袋鼠妈妈关爱使用指南》世界卫生组织生殖健康与研究部编写

18. 刘湘云、陈荣华、赵正言主编 . 儿童保健学 第四版

19. 鲍秀兰、孙淑英主编 . 新生儿行为和 0~3 岁教育

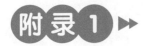
附录 1 ▶▶

部分食物营养成分资料

附表 1-1 常用食物中的叶酸含量（微克 /100 克可食部）

食物名称	叶酸含量	食物名称	叶酸含量	食物名称	叶酸含量
猪肝	425.1	猪肾	9.2	鸡肝	1172.2
鸡蛋	70.7	鸭蛋	125.4	菠菜	87.9
韭菜	61.2	茴香	120.9	油菜	46.2
小白菜	57.2	蒜苗	90.9	辣椒	69.4
黄豆	181.1	豌豆	82.6	豇豆	66.0
扁豆	49.6	花生	107.5	核桃	102.6

引自《中国食物成分表 2002》和《中国食物成分表 2004》

附表 1-2 常见食物中的铁含量（毫克 /100 克可食部）

食物名称	铁含量	食物名称	铁含量	食物名称	铁含量
鸭血	31.8	鸡血	25.0	猪血	8.7
鸭肝	35.1	猪肝	22.6	鸡肝	12.0
蛏	33.6	河蚌	26.6	蛤蜊	22.0
肉干	15.6	羊肉	13.7	猪肉（瘦）	3.0
木耳（干）	97.4	紫菜（干）	54.9	蘑菇（干）	51.3
葡萄干	9.1	桂圆肉	3.9	红枣	2.3
黄花菜	8.1	油菜	5.9	豌豆尖	5.1
芥菜	3.2	菠菜	2.9	白菜薹	2.8

引自《中国食物成分表 2002》

附表 1-3 富含维生素 C 的食物（毫克 /100 克可食部）

食物名称	维生素 C 含量	食物名称	维生素 C 含量	食物名称	维生素 C 含量
枣（鲜）	243	中华猕猴桃	62	乌塌菜	45
维生素 C 橘汁	187	辣（青、尖）	62	木瓜	44

食物名称	维生素 C 含量	食物名称	维生素 C 含量	食物名称	维生素 C 含量
辣椒（红、小）	144	菜花	61	白菜薹	44
芥蓝	76	菜薹（紫）	57	荠菜	43
大芥菜	72	苦瓜	56	荔枝	41
甜椒	72	红果	53	豆角	39
豌豆苗	67	西兰花	51	油菜	36
油菜薹	65	草莓	47	蒜苗	35

引自《中国食物成分表 2002》

附表 1-4 提供 150 克碳水化合物的食物量（克，可食部）

食物名称	食物重量	食物名称	食物重量	食物名称	食物重量
食糖	152	小麦标准粉	220	香蕉	581
淀粉、粉丝	180	玉米面	220	甘薯	635
葡萄干	183	蛋糕	225	马铃薯	909
大米	194	鲜切面	245	藕	987
蜂蜜	198	面包	258	苹果	1220
挂面	200	红小豆	269	山药	1293
小麦精粉	202	绿豆	270	葡萄	1293
小米	204	馒头	328	柑橘	1304

依据《中国食物成分，表 2002》计算

附表 1-5 部分动物性食物的营养成分（每 100 克可食部）

食物名称	能量（kcal）	蛋白质（g）	脂肪（g）	维生素 A（μgRE）	钙（mg）
草鱼	113	16.6	5.2	11	38
鲤鱼	109	17.6	4.1	25	50
黄鳝	89	18.0	1.4	50	42
带鱼	127	17.7	4.9	29	28
黄鱼	97	17.7	2.5	10	53
鳕鱼	88	20.4	0.5	14	42

食物名称	能量（kcal）	蛋白质（g）	脂肪（g）	维生素 A（μgRE）	钙（mg）
鸡蛋	144	13.3	8.8	234	56
瘦羊肉	118	20.5	3.9	11	9
瘦牛肉	106	20.2	2.3	6	9
猪里脊	155	20.3	7.9	44	6
鸡	167	19.3	9.4	48	9
鸭	240	15.5	19,7	52	6
鹅	251	17.9	19.9	42	4

引自《中国食物成分表2002》；lkcal=4.184kJ

附表 1-6 提供 15 克蛋白质的食物量及其能量（可食部）

食物名称	重（g）	能量（kcal）	食物名称	重（g）	能量（kcal）
鱼虾类	80—90	80 ~ 96	瘦羊肉	73	86
鸡蛋	113	163	黄豆	43	154
牛奶	500	270	豆腐干	93	130
瘦猪肉	74	106	葵花子（炒）	66	406
瘦牛肉	74	78	花生（炒）	69	406

依据《中国食物成分表2002》计算；lkcal= 4.184kJ

附表 1-7 提供 20 克蛋白质的食物量及其能量（可食部）

食物名称	重量（g）	能量（kcal）	食物名称	重量（g）	能量（kcal）
鸡蛋	150	217	全脂奶粉	100	478
鸭蛋	159	112	海蟹	145	138
鹌鹑蛋	156	114	河蟹	114	118
瘦猪肉	100	143	鲍鱼	159	133
猪肝	104	134	墨鱼	132	109
猪血	164	90	鱿鱼	118	97
瘦牛肉	100	106	黄豆	57	205
牛肚	138	99	北豆腐	164	161

食物名称	重量（g）	能量（kcal）	食物名称	重量（g）	能量（kcal）
瘦羊肉	100	115	南豆腐	323	184
鱼类	110	130	豆腐于	124	173
虾类	110	106	千张	82	260
鸡	100	173	干腐竹	45	206
鸭	130	310	素鸡	121	233
鹅	112	252	葵花籽（炒）	84	541
鸽	121	244	花生（炒）	92	541
牛奶	667	360			

依据《中国食物成分表 2002》计算；1kcal=4.184kJ

附表 1-8 常用食物中的钙含量（毫克 /100 克可食部）

食物名称	钙含量	食物名称	钙含量	食物名称	钙含量
芝麻酱	1170	河虾	325	酸奶	118
豆腐予(小香干)	1 019	千张	313	油菜	108
虾皮	991	芥菜（雪里蕻）	230	牛奶	104
榛子（炒）	815	黑大豆	224	杏仁	97
奶酪（干酪）	799	豆腐丝	204	小白菜	90
豆腐干（卤干）	731	黄豆	191	腐竹	77
苜蓿	713	沙丁鱼	184	大白菜	50
酸枣	435	豆腐（北）	138	豆腐（丙酯）	17
芸豆（带皮）	349	豆腐（南）	116	豆浆	10

引自《中国食物成分表 2002》

附表 1-9 提供 1200 毫克钙所需要的食物量（克，可食部重量）

名称	数量	名称	数量	名称	数量
芝麻酱	102.6	沙丁鱼	652.2	咸鸭蛋	1016.9
虾皮	121.1	苋菜	674.2	酸奶	1016.9

名称	数量	名称	数量	名称	数量
海参（干）	150.0	芸豆	681.8	南豆腐	1034.5
奶酪	150.2	木耳菜	722.9	大凤尾鱼	1052.6
黑白芝麻	173.8	红娘鱼	750.0	鸡蛋黄	1071.4
全脂奶粉	196.7	红糖	764.3	油菜	1111.1
海米	216.2	油菜薹	769.2	突眼鱼	1121.5
螺	222.6	鸟鳢鱼	789.5	豌豆	1132.1
河虾	369.2	海蜇皮	800.0	金线鱼	1176.5
海参（鲜）	421.1	海虾	821.9	柠檬	1188.1
花生仁（炒）	422.5	脱脂酸奶	821.9	空心菜	1212.1
鲍鱼	451.1	扇贝（鲜）	845.1	白菜薹	1250.0
紫菜（干）	454.5	牛乳	857.1	黄姑鱼	1276.6
黑木耳（干）	485.8	北豆腐	869.6	小白菜	1333.3
海带（水发）	497.9	鲈鱼	869.6	鲂	1348.3
海参（发）	500.0	毛蛤蜊	875.9	芸豆	1363.6
芥菜	521.7	蛏子	895.5	红心萝卜	1395.3
海蟹	576.9	河蟹	952.4	基围虾	1445.8
豆腐丝	588.2	鸭蛋黄	975.6	鳙鱼	1463.4
大豆（干）	628.3	海蜇头	1000.0	鲫鱼	1519.0

依据《中国食物成分表2002》计算；其他食物提供1200毫克钙一般需要1.5千克以上的原食物在含钙丰富的食物中，只有鲜乳和酸奶为液态食物，比较容易达到消费量。

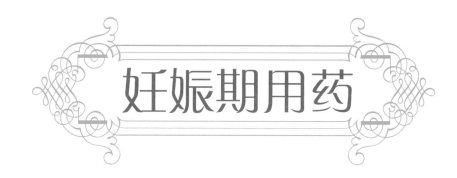

妊娠期用药

FDA 颁布的风险等级标准

美国药物和食品管理局（FDA）颁布的对妊娠的危险性等级标准为：

● A 级：在有对照组的研究中，在早妊期的妇女未见到对胎儿危害的迹象（并且在中、晚期也没有危害性的证据），可能对胎儿的影响甚微。

● B 级：在动物繁殖性研究中（但无孕妇的对照研究），未见到对胎儿的影响。在动物繁殖性研究中表现有副作用，这些副作用并未在早孕期的妇女得到证实（也没有在中、晚期危害性的证据）。

● C 级：在动物实验中证明它有对胎儿的副作用（致畸或杀死胚胎），但并未在孕妇中进行对照研究，或没有在妇女和动物并行地进行研究。本类药物只有在权衡了对孕妇的好处大于对胎儿的危害之后，方可应用。

● D 级：有对胎儿的危害性的明确证据，尽管有危害性，但孕妇用药后有绝对的好处（例如，孕妇受到死亡的威胁或患有严重的疾病，且应用其他药物虽然安全但无效）。

● X 级：在对动物或人的研究中表明它可使胎儿异常，或根据经验认为对人或对人及动物是有危害性的。孕妇应用这类药物显然是无益的。本类药物禁用于妊娠或即将妊娠的患者。

药物制造厂家对许多老药物并未给予分级，是由《妊娠期和哺乳期用药》（见参考文献）确定的风险等级。如果药厂在专业文献中对其药物进行了分级，风险等级的显示会有一个下标的 M（如 CM）。

常用药物的风险等级标准

一、抗组胺药

氯苯那敏（扑尔敏）（B） 西咪替丁（B） 苯海拉明（BM） 异丙嗪（C） 氯雷他定（BM） 阿司咪唑（息斯敏）（CM）

二、抗感染药

1. 驱肠虫药

甲紫（C） 哌嗪（驱蛔灵）（B） 塞咪啶（驱虫灵）（C）

2. 抗疟药

氯喹（C） 奎尼丁（CM） 奎宁（D/XM）

3. 抗滴虫药

甲硝唑（BM）

4. 抗生素

庆大霉素（C） 卡那霉素（D） 新霉素（C） 头孢菌素类（B～BM） 链霉素（DM） 青霉素类（B～BM） 四环素（D） 土霉素（D） 金霉素（D）

杆菌肽（C） 氯霉素（C） 红霉素（B） 林可霉素（B） 多黏霉素B（B） 万古霉素（BM） 螺旋霉素（C） 大观霉素（C） 妥布霉素（C/DM） 拉氧头孢（CM） 克林霉素（BM） 阿林霉素（BM）

5. 其他抗生素

复方新诺明（B/C） 甲氧苄啶（C） 呋喃唑酮（C） 呋喃妥因（BM） 环丙沙星（CM） 诺氟沙星（CM） 氧氟沙星（CM） 长效磺胺（CM/D）

6. 结核病药

乙胺丁醇（B） 异烟肼（C） 利福平（CM） 对氨水杨酸（C） 乙硫异烟胺（CM）

7. 抗真菌药

克霉唑（BM） 咪康唑（CM） 制霉菌素（CM） 益康唑（CM） 酮康唑（CM） 两性霉素B（BM） 特比萘芬（BM） 氟康唑（CM） 灰黄霉素（C） 伊曲康唑（CM）

8. 抗病毒病

金刚烷胺（CM） 阿糖腺苷（CM） 阿昔洛韦（BM） 东韦拉平（CM） 利巴韦林（XM） 利托那韦（BM） 伐昔洛韦（BM） 拉米夫定（CM） 齐多夫定（CM）

三、抗肿瘤药

博来霉素（DM） 环磷酰胺（DM） 苯丁酸氮芥（DM） 顺铂（DM） 阿糖胞苷（DM） 放线菌素（CM） 噻替哌（DM） 柔红霉素（DM） 阿霉素（D） 氟尿嘧啶（D/XM） 氮芥（DM） 甲氨蝶呤（XM） 长春新碱（DM） 他莫昔芬（DM） 干扰素a（CM）

四、自主神经系统药

1. 拟胆碱药

乙酰胆碱（C） 新斯的明（CM） 毛果云香碱（CM） 毒扁豆碱（C）

2. 抗胆碱药

阿托品（C） 颠茄（C） 普鲁苯辛（C） 莨菪碱（CM）

3. 拟肾上腺素药

肾上腺素（C） 去甲肾上腺素（D） 麻黄碱（C） 异丙肾上腺素（C） 间羟胺（DM） 多巴胺（C） 多巴酚丁胺（BM） 特布他林（BM） 羟下羟麻黄碱（利托君）（BM） 可卡因（CM/X）

4. 交感神经阻滞剂：

阿替洛尔（DM） 倍他洛尔（CMl D） 麦角胺（XM）

五、中枢神经系统药物

1. 中枢兴奋药

咖啡因（B） 吸烟（X） 海洛因（X）

2. 抗惊厥药

硫酸镁（B） 卡马西平（DM） 苯妥英（D） 丙戊酸（DM）

3. 解热镇痛药

阿司匹林（C/D） 非那西丁（B） 水杨酸钠（C/D）

4. 非甾体抗炎药

吲哚美辛（B/D）

5. 镇痛药

可待因（C/D） 吗啡（CM/D） 阿片（B/D） 哌替啶（B/D） 纳洛酮（BM） 曲马朵（CM）

6. 镇静、催眠药

异戊巴比妥（D/DM） 戊巴比妥（DM） 苯巴比妥（D） 水合氯醛（CM） 乙醇（D/X） 硝西泮（C） 地西泮（D） 奋乃静（C） 氟哌利多（C） 氯丙嗪类（C）

7. 抗抑郁药

多塞平（C） 阿米替林（CM） 氟西汀（CM）

六、心血管系统药物

1. 强心苷

洋地黄（C） 地高辛l（CM） 洋地黄毒苷（C） 奎尼丁（CM）

2. 降压药

可乐定（C） 甲基多巴（BM） 肼苯达嗪（CM） 硝普盐（C） 哌唑嗪（C） 拉贝洛尔（CM/D） 酚妥拉明（CM） 硝苯地平（CM） 尼莫地平（CM）

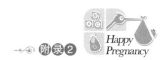

3. 血管扩张药

亚硝酸异戊酯（C）　二硝酸异山梨醇（C）　硝酸甘油（B/CM）

七、利尿药

双氢克尿噻（D）尿素（C）　呋塞米（C）　甘露醇（C）　氨苯蝶啶（CM/D）

八、消化系统药

复方樟脑酊（B/D）

九、激素类

1. 肾上腺皮质激素

可的松（C/D）　倍他米松（C/D）　地塞米松（C/D）泼尼松（C/D）

2. 雌激素

己烯雌酚（X）　雌二醇（XM）　口服避孕药（XM）

3. 孕激素

孕激素类（D）　炔诺酮类（XM）

4. 降糖药

胰岛素（B）　甲苯甲磺丁脲（CM）　格列本脲（CM）　二甲双胍（BM）

5. 与甲状腺有关的药物

丙硫氧嘧啶（D）　甲巯咪唑（D）　降钙素（B）甲状腺素（A）

十、维生素

异维A酸（XM）　维A酸（全身用药）（DM）维生素A（A/X）

十一、其他

溴隐亭（BM）　西磺舒（C）　卡麦角林（BM）米非司酮（X）

十二、常用免疫血清与疫苗的等级标准

1. 免疫血清

乙型肝炎免疫球蛋白　HBIG CM

肌内注射免疫球蛋白 CM

静脉注射免疫球蛋白 CM

狂犬病免疫球蛋白 CM

破伤风免疫球蛋白 CM

2. 疫苗

卡介苗 BCG CM　麻疹　X/CM

霍乱 CM　脑膜炎　CM

甲型肝炎 CM　腮腺炎　X/CM

乙型肝炎 CM　鼠疫　CM

流感 CM　肺炎球菌疫苗多价 CM

脊髓灰质炎 CM　伤寒 CM

狂犬病　CM　水痘 CM

风疹　X/CM 黄热病　D

天花　X

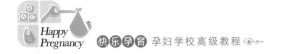

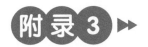

附录 3 ▶▶

孕期体重记录表

从第 20 周开始，请您尽量在每周的固定时间测量体重，可选择下面任一种方法记录在表格中：

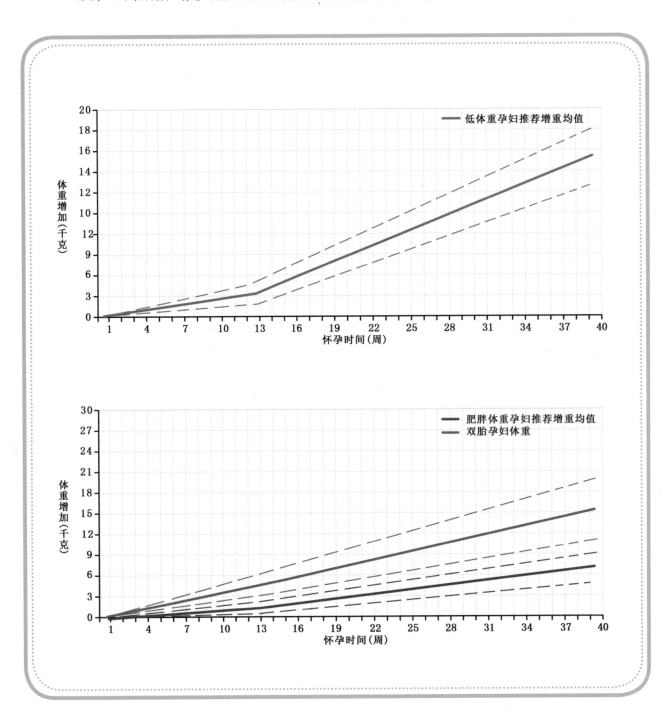

1.记录每周体重数值，（目前体重 – 孕前体重），请参考纵坐标。

2.两条虚线之间的范围表示根据不同孕前 BMI 推荐的孕期体重增长范围，实线为孕期推荐增重平均值。

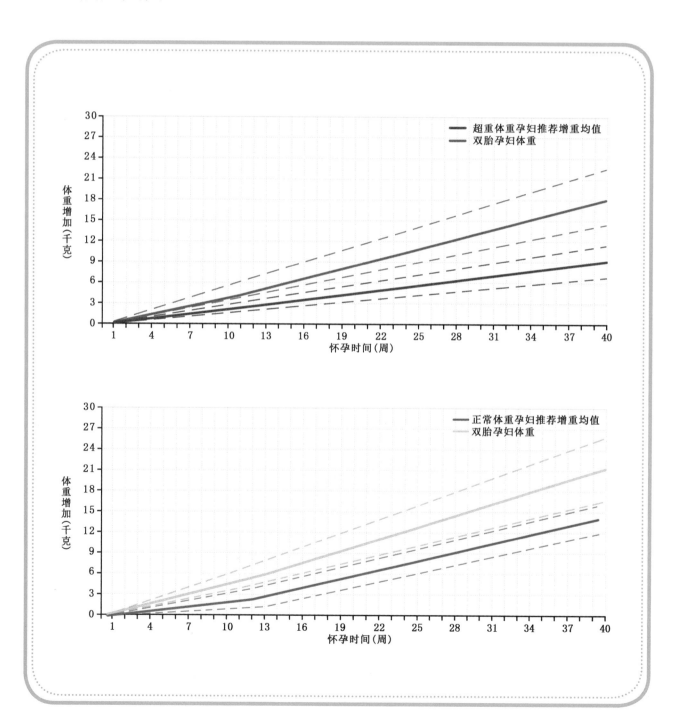